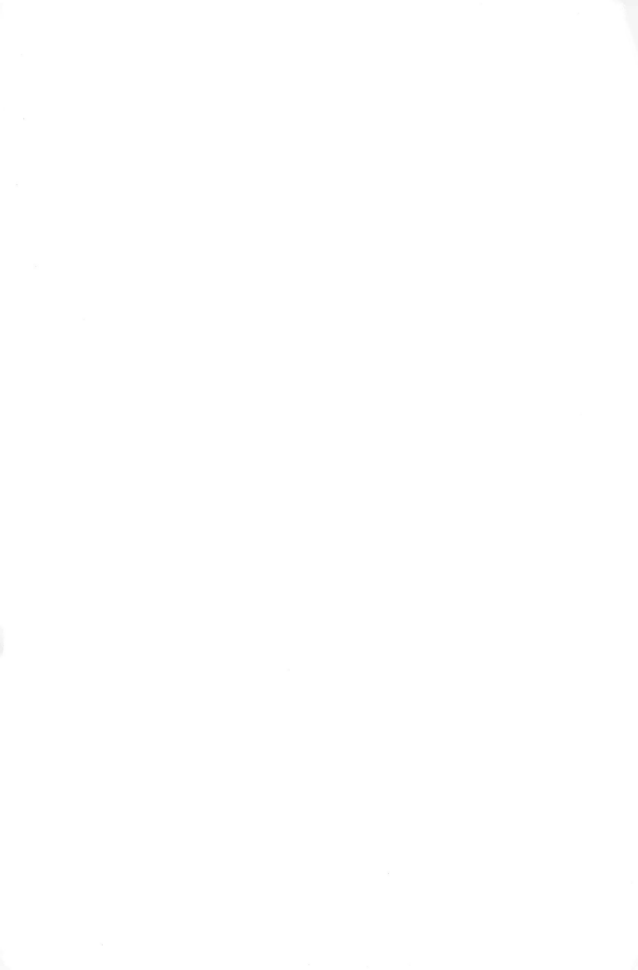

医薬品添加物規格

Japanese Pharmaceutical Excipients

2018 追補

薬生発 1210 第 1 号
令和元年 12 月 10 日

各都道府県知事　殿

厚生労働省医薬・生活衛生局長

「医薬品添加物規格 2018」の一部改正について

　医薬品添加物の規格については，「医薬品添加物規格 2018 について」（平成 30 年 3 月 29 日付薬生発 0329 第 1 号厚生労働省医薬・生活衛生局長通知）の別添「医薬品添加物規格 2018」（以下「薬添規 2018」という．）として示しているところです．

　今般，薬添規 2018 の一部を別添のとおり改正することとしましたので通知します．

　また，今般の薬添規 2018 の一部改正の概要を下記のとおり示しますので，別添と併せて御了知の上，貴管下関係業者に対し，周知方よろしく御配慮願います．

記

第 1　薬添規 2018 の一部改正の要旨について
　1　一般試験法の改正については，次のとおりであること．
　（1）次の項目を新たに追加したこと．
　　1）試験法
　（2）次の項目を改めたこと．
　　1）試薬・試液
　　2）容量分析用標準液
　　3）標準液

　2　医薬品添加物各条の改正については，次のとおりであること．
　（1）次の品目を新たに収載したこと．
　　1）D－マンニトール・低置換度ヒドロキシプロピルセルロース・ポリビニルアルコール（完全けん化物）造粒物
　（2）次の品目の規格等を改めたこと．
　　1）アクリル酸・アクリル酸オクチルエステル共重合体
　　2）アクリル酸 2－エチルヘキシル・ビニルピロリドン共重合体溶液
　　3）アクリル酸 2－エチルヘキシル・メタクリル酸 2－エチルヘキシル・メタクリル酸ドデシル共重合体溶液
　　4）アクリル酸エチル・メタクリル酸メチルコポリマー分散液
　　5）アジピン酸ジイソブチル

6）アジピン酸ジイソプロピル

7）アセスルファムカリウム

8）イソステアリン酸

9）液状ラノリン

10）液糖

11）エチルマルトール

12）オクチルドデカノール

13）オレイルアルコール

14）オレイン酸オレイル

15）オレイン酸デシル

16）カゼインナトリウム

17）還元ラノリン

18）銀箔

19）結晶セルロース・カルメロースナトリウム

20）ゲラニオール変性アルコール（95 vol%）

21）ゲラニオール変性アルコール（99 vol%）

22）合成ケイ酸アルミニウム・ヒドロキシプロピルスターチ・結晶セルロース

23）N－ココイル－L－アルギニンエチルエステル DL－ピロリドンカルボン酸塩

24）N－ココイル－N－メチルアミノエチルスルホン酸ナトリウム

25）酢酸セルロース

26）酢酸ビニル・クロトン酸コポリマー

27）ジメチルシロキサン・メチル（ポリオキシエチレン）シロキサン共重合体

28）ジメチルポリシロキサン（内服用）

29）ジメチルポリシロキサン・二酸化ケイ素混合物

30）スチレン・イソプレン・スチレンブロック共重合体

31）ゼイン

32）セタノール・ポリソルベート 60 混合ワックス

33）セタノール・モノステアリン酸ポリエチレングリコール混合ワックス

34）セトステアリルアルコール・セトステアリル硫酸ナトリウム混合物

35）セトステアリルアルコール・ラウリル硫酸ナトリウム混合物

36）セバシン酸ジイソプロピル

37）セバシン酸ジエチル

38）直鎖アルキルベンゼン

39）乳糖・結晶セルロース球状顆粒

40）白糖・デンプン球状顆粒

41）ヒドロキシプロピルメチルセルロース 2910・酸化チタン・マクロゴール 400 混合物

42）フィチン酸

43）フマル酸ステアリルナトリウム

44）フマル酸・ステアリン酸・ポリビニルアセタールジエチルアミノアセテート・ヒドロ

　　　キシプロピルメチルセルロース 2910 混合物

45）ヘキシルデカノール

46）ポリオキシエチレンアラキルエーテル・ステアリルアルコール混合物

47）ポリオキシエチレンヤシ油脂肪酸グリセリル（7E.O.）

48）ポリビニルアルコール・アクリル酸・メタクリル酸メチル共重合体

49）ポリビニルアルコール・ポリエチレングリコール・グラフトコポリマー

50）マレイン酸

51）D－マンニトール・カルメロース・結晶セルロース・クロスポビドン混合物

52）D－マンニトール・キシリトール・結晶セルロース・クロスポビドン・無水リン酸水素カルシウム混合物

53）D－マンニトール・キシリトール・結晶セルロース・クロスポビドン・メタケイ酸アルミン酸マグネシウム混合物

54）ミリスチン酸オクチルドデシル

55）メチルビニルエーテル・無水マレイン酸共重合体

56）ヤシ油脂肪酸ジエタノールアミド

57）ラウリルリン酸ナトリウム・モノステアリン酸グリセリン混合物

58）ラウリン酸ヘキシル

第2　施行時期について

　　本通知は，令和元年 12 月 10 日から適用すること．ただし，令和 3 年 6 月 30 日までの間は，従前の例によることができるものとすること．

薬生薬審発 1210 第 1 号
令和元年 12 月 10 日

各都道府県衛生主管部（局）長　殿

厚生労働省医薬・生活衛生局医薬品審査管理課長

「医薬品添加物規格 2018」の一部改正に伴う 医薬品等の製造販売承認申請等の取扱いについて

　医薬品添加物規格については，「医薬品添加物規格 2018 について」（平成 30 年 3 月 29 日付け薬生発 0329 第 1 号厚生労働省医薬・生活衛生局長通知）の別添「医薬品添加物規格 2018」（以下「薬添規 2018」という．）として示されているところですが，「「医薬品添加物規格 2018」の一部改正について」（令和元年 12 月 10 日付け薬生発 1210 第 1 号厚生労働省医薬・生活衛生局長通知．以下「局長通知」という．）により，薬添規 2018 が一部改正され，その要旨等が示されたところです．

　今般，薬添規 2018 の一部改正に伴う医薬品及び医薬部外品（以下「医薬品等」という．）に係る製造販売承認申請等の取扱いを下記のとおり定めましたので，御了知の上，貴管下関係業者に対し，周知方よろしく御配慮をお願いします．

記

1　新規収載された成分の取扱い
（1）新たに医薬品添加物規格に収載された成分を含有する医薬品等について新規に承認申請を行う場合であって，当該成分の規格を薬添規 2018 とするときは，「成分及び分量又は本質」欄に「薬添規」と記載し，規格内容は省略すること．
（2）新たに医薬品添加物規格に収載された成分を含有する医薬品等であって，既に承認を取得しているものについて，当該成分の規格を薬添規 2018 とする場合は，医薬品，医療機器等の品質，有効性及び安全性の確保等に関する法律（昭和 35 年法律第 145 号）第 14 条第 10 項の規定に基づく承認事項の軽微変更に係る届出（以下「軽微変更届出」という．）により，「成分及び分量又は本質」欄の規格を「薬添規」へと変更すること．

2　規格が改正された成分の取扱い
（1）新規に承認申請を行う医薬品等であって，当該医薬品等が含有する成分の規格を局長通知による改正後の薬添規 2018（以下「改正薬添規」という．）とするものについては，上記 1（1）に準じること．
　　なお，令和 3 年 6 月 30 日までは，改正前の規格により承認申請することで差し支えない．
（2）既に承認を取得している医薬品等について，当該医薬品等が含有する成分の規格を改正薬添規とする場合は，令和 3 年 6 月 30 日までは，従前の例によることができるものとするが，

同年7月1日以降は改正薬添規の規格によるものとすること.

　なお,改正前の規格とするものについては,軽微変更届出により,規格を「別紙規格」とし,規格及び試験方法を改正前の薬添規2018の内容とする変更を行うこと.

3　承認事項の一部を医薬品添加物規格による旨記載して承認された医薬品等の取扱い

（1）「成分及び分量又は本質」欄で配合成分の規格として「医薬品添加物規格による」旨を記載された医薬品等及び「規格及び試験方法」欄で「医薬品添加物規格による」旨を記載された医薬品等については,令和3年6月30日までは改正前の薬添規2018の規格によるものとみなすが,同年7月1日以降は改正薬添規の規格によるものとすること.

4　その他留意事項等について

（1）軽微変更届出については,令和3年6月30日までに行うこと.（ただし,1（2）に係るものを除く.）

（2）軽微変更届出を行う際は,軽微変更届書の「備考」欄に,「令和元年12月10日付け薬生薬審発1210第1号「医薬品添加物規格2018の一部改正に伴う医薬品等製造販売承認申請等の取扱いについて」による届出」と記載すること.（ただし,1（2）に係るものを除く.）

薬生発 0628 第 1 号
令和元年 6 月 28 日

各都道府県知事　殿

厚生労働省医薬・生活衛生局長

第十七改正日本薬局方第二追補の制定等について

　日本薬局方については，「日本薬局方の全部を改正する件」（平成 28 年厚生労働省告示第 64 号）をもって，第十七改正日本薬局方（以下「薬局方」という．）が告示され，平成 28 年 4 月 1 日から施行されているところです．

　今般，「日本薬局方の一部を改正する件」（令和元年厚生労働省告示第 49 号）が本日公布され，同日から施行されることとなりましたので，下記の事項を御了知の上，関係者に対する周知徹底及び指導に御配慮をお願いします．

記

第 1　（略）

第 2　（略）

第 3　他の医薬品等の規格集等に収載されていた品目の取扱い
　　1　（略）
　　2　（略）
　　3　医薬品添加物規格 2018 の取扱い
　　　　平成 30 年 3 月 29 日付け薬生発 0329 第 1 号厚生労働省医薬・生活衛生局長通知「医薬品添加物規格 2018 について」の別添に掲げる各条の部のうち，別紙第 6 の 3 に掲げるものを削除すること．

別紙第 6 の 3　医薬品添加物規格 2018 から削除した各条

| （1） | エチルセルロース | （2） | ヒドロキシエチルセルロース |

目　　次

通　　則

1　この基準は，医薬品添加物各条に規定する医薬品添加物について，その本質，製法，性状，品質及び貯法等に関する基準を定めたものであり，その医薬品添加物の適否は，通則，一般試験法，医薬品添加物各条の規定により判定する．ただし，医薬品添加物各条の規定中，性状の項は参考に供したもので，適否の判定基準を示すものではない．

2　この基準において，通則，一般試験法及び医薬品添加物各条に定めるもののほか，日本薬局方の通則の第6項，第8項から第11項まで及び第14項から第47項まで及び一般試験法の規定を準用する．

3　医薬品の名称は，医薬品添加物各条中日本名又は日本名別名であり，医薬品添加物各条中英名で示した名称は参考に供したものである．

4　医薬品名の前後に「　」を付けたものは，医薬品添加物各条に規定する医薬品添加物を示す．

5　医薬品名の後に（日局）を付けたものは日本薬局方に規定する医薬品を示す．

6　一般試験法の標準品，試薬・試液，容量分析用標準液及び標準液の項中＜　＞を付けたものは，当該標準品，試薬，試液，容量分析用標準液及び標準液が使われている医薬品添加物各条に規定する医薬品添加物を示す．

7　一般試験法の標準品，試薬・試液，容量分析用標準液，標準液及び計量器・用器，温度計等の項中，名称の右肩に＊を付けたものは，日局に収載されている名称と同じで，調製法の内容が異なる試液をやむを得ず使用する場合を示す．

一般試験法

■一般試験法の部中「標準品，試薬・試液，容量分析用標準液，標準液，計量器・用器，温度計等」を「試験法，標準品，試薬・試液，容量分析用標準液，標準液，計量器・用器，温度計等」に，「（1）標準品」を「（2）標準品」に，「（2）試薬・試液」を「（3）試薬・試液」に，「（3）容量分析用標準液」を「（4）容量分析用標準液」に，「（4）標準液」を「（5）標準液」に，「（5）計量器・用器」を「（6）計量器・用器」に，「（6）温度計等」を「（7）温度計等」に改め，「（2）標準品」の前に次の一項を加える．

（1）試験法

1．曇り点測定法

　曇り点とは，試料をかき混ぜないで規定の方法で冷却したとき，試料の析出等によって試料容器内の試料が曇り始める温度をいう．

　曇り点は，以下の方法で測定する．

1.1．装置

　図1に示すものを用いる．ただし，冷却操作等が自動化された装置を用いることができる．

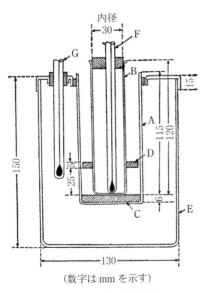

A：空気外とう（ガラス又は金属製の平底円筒形で，内径は，試料容器の外径より 9.5〜12.5 mm 大きいもの）

B：試料容器（平底円筒形の硬質ガラス容器）

C：円板（コルク又はフェルト製で厚さ 6 mm，直径は空気外とうの内壁に接するもの）

D：環状ガスケット（厚さ 5 mm でその外周は，試料容器 B の外壁に密着し，その外周は，空気外とう A の内壁に軽く接するような寸法としたコルク，フェルト又は適当な材料で作ったもの）

E：冷却浴（ガラス製又は適当な材料で作ったもの）

F：浸線付温度計（1号）又は JIS B 7410 石油類試験用ガラス製温度計 付表1に規定の低アニリン点用温度計（温度計記号：AP，温度計番号：39）

G：全没式温度計

（数字は mm を示す）

図1　曇り点測定装置

1.2. 操作法

別に規定するもののほか，必要に応じて，試料を，あらかじめ乾燥ろ紙でろ過又は無水硫酸ナトリウムで乾燥してろ過し，80℃まで加温した後，試料容器Bに51～57mmの高さまで入れる．温度計FをBの中央に入れ，水銀球をBの底部に接触させる．試料が予想した曇り点よりも14℃以上高い温度にあるように注意しながら，空気外とうAの底に円板Cを置いて，寒剤で2～－1℃に保った冷却浴Eに入れた空気外とうAの中にBを入れる．AがE内で寒剤から25mm以上外へ出ないように寒剤の量を調節しておく．本測定法では別に規定するもののほか，予想される曇り点により表1に示す冷却浴の寒剤を用いる．

試料の温度が1℃下がるごとに，試料を動かさないように速やかにBを取り出し，試料中に曇りを生じたかどうかを調べ，Aに戻す．ただし，この操作は，3秒以内を目安に行わなければならない．

試料の温度が10℃まで下がっても曇りを生じない場合は，Bを－15～－18℃に保った第2冷却浴中の空気外とうの中に移し，更に試料の温度が－7℃まで下がっても曇りを生じない場合には，－31.5～－34.5℃に保った第3冷却浴中の空気外とうの中に移して測定を続ける．

表1　寒剤の種類

	第1冷却浴	第2冷却浴	第3冷却浴
予想曇り点	10℃以上	10～－7℃	－7～－25℃
寒剤	氷＋水	氷＋塩化ナトリウム	氷＋塩化カルシウム
冷却浴温度	2～－1℃	－15～－18℃	－31.5～－34.5℃

■一般試験法の部（3）試薬・試液の項塩化鉄（Ⅱ）四水和物の条を次のように改める．

塩化鉄（Ⅱ）四水和物　$FeCl_2 \cdot 4H_2O$〔K8137，特級〕
　＜チオリンゴ酸ナトリウム＞

■一般試験法の部（3）試薬・試液の項ギ酸ナトリウムの条を次のように改める．

ギ酸ナトリウム　HCOONa〔K8267，特級〕
　＜メタンスルホン酸＞

■一般試験法の部（3）試薬・試液の項*p*－クレゾールの条を次のように改める．

p－クレゾール　$CH_3C_6H_4(OH)$〔K8306，特級〕
　＜ジブチルヒドロキシトルエン＞

■一般試験法の部（3）試薬・試液の項コハク酸の条を次のように改める．

コハク酸　HOOC(CH₂)₂COOH〔K8344，特級〕
　＜コハク化ゼラチン＞

■一般試験法の部（3）試薬・試液の項ジアンチピリルメタン一水和物の条を次のように改める．

ジアンチピリルメタン一水和物　$C_{23}H_{24}N_4O_2 \cdot H_2O$〔K9565，特級〕
　＜ヒドロキシプロピルメチルセルロース 2910・酸化チタン・マクロゴール 400 混合物＞

■一般試験法の部（3）試薬・試液の項デキストリン水和物の条を次のように改める．

デキストリン水和物　$(C_6H_{10}O_5)n \cdot xH_2O$〔K8646，特級〕
　＜塩化鉄（Ⅲ）水和物，カゼイン，グリセロリン酸カルシウム，無水フタル酸＞

■一般試験法の部（3）試薬・試液の項 N−1−ナフチルエチレンジアミン二塩酸塩の条を次のように改める．

N−1−ナフチルエチレンジアミン二塩酸塩　$C_{10}H_7HNCH_2CH_2NH_2 \cdot 2HCl$〔K8197，特級〕
　＜ジシクロヘキシルアミン亜硝酸塩，5′−リボヌクレオチド二ナトリウム＞

■一般試験法の部（3）試薬・試液の項モノメトキシヒドロキノンの条を次のように改める．

モノメトキシヒドロキノン　$C_7H_8O_2$：124.14　白色リン片状の結晶性の粉末で，水，エタノール
（95）又は水酸化ナトリウム試液に溶ける．
　融点　52〜53℃
　溶状　本品 1.0 g を水酸化ナトリウム試液 20 mL に溶かすとき，液は澄明である．
　乾燥減量　3.0％以下（1 g，減圧・0.67 kPa，酸化リン（V），24 時間）．
　含量　乾燥したもの，97.0％以上．
　定量法　本品約 3 mg を精密に量り，次に示す操作法により試験を行う．
（ⅰ）　洗浄液　赤リン 1 g を水 100 mL に懸濁させる．
（ⅱ）　吸収液　酢酸カリウム 15 g を酢酸（100）／無水酢酸混液（9：1）150 mL に溶かし，
　　　その 145 mL を量り，臭素 5 mL を加える．用時製する．
（ⅲ）　操作法　ガス洗浄部 E に洗浄液を約 1/2 の高さまで入れ，また，吸収管 J に吸収液約 20
　　　mL を入れる．本品約 3 mg を精密に量り，分解フラスコ A に入れ，次に沸騰石とヨウ化水
　　　素酸約 6 mL を加える．A のすり合わせ連結部 C をヨウ化水素酸 1 滴でぬらして空冷部 D
　　　に接続し，更に球面すり合わせ連結部 G を適当なシリコーン樹脂をつけて連結し，装置を
　　　組み立てる．ガス導入管 B より窒素又は二酸化炭素を通じ，適当な調節器を用いて E 中に
　　　出る気泡が 1 秒につき 2 個程度になるように調節する．A を油浴に浸し，浴の温度が 20

〜30 分後，150℃ になるように加熱し，更に同温度で 60 分間煮沸する．油浴を外し，ガスを通したまま放冷し，冷後，G を取り外し，J の内容物を酢酸ナトリウム三水和物溶液（1 → 5）10 mL を入れた 500 mL の共栓三角フラスコに流し出し，水で数回洗い込み，更に水を加えて約 200 mL とする．振り混ぜながら臭素の赤色が消えるまでギ酸を滴加した後，更に 1 mL を加える．次にヨウ化カリウム 3 g 及び希硫酸 15 mL を加え，栓をして軽く振り混ぜ，5 分間放置した後，遊離したヨウ素を 0.1 mol/L チオ硫酸ナトリウム液で滴定する（指示薬：デンプン試液 1 mL）．同様の方法で空試験を行い，補正する．

　　0.1 mol/L チオ硫酸ナトリウム液 1 mL ＝ 0.2069 mg　$C_7H_8O_2$

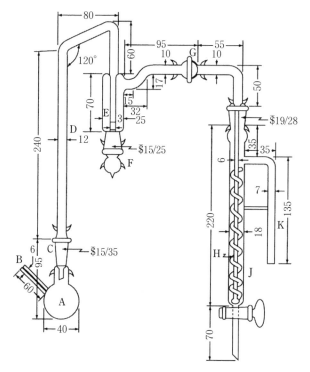

数字は mm を示す

A：分解フラスコ	F：ガラス栓
B：ガス導入管	G：球面すり合わせ連結部
C：すり合わせ連結部	H：ガス導管
D：空冷部	J：吸収管
E：ガス洗浄部	K：排ガス管

メトキシ基定量装置

＜メタクリル酸ラウリル＞

■一般試験法の部（3）試薬・試液の項硫酸マンガン水和物の条を次のように改める.

硫酸マンガン水和物　$MnSO_4 \cdot 4 \sim 5H_2O$〔K8997, 特級〕
　＜過硫酸カリウム＞

■一般試験法の部（4）容量分析用標準液の項 0.01 mol/L 酢酸亜鉛液の条の次に次の一条を加える.

0.025 mol/L 臭素液　1000 mL 中臭素（Br：79.90）3.995 g を含む.
　調製　あらかじめ 105℃ で 30 分間乾燥した後, 過塩素酸マグネシウムを入れたデシケーター中で放冷した臭素酸カリウム 1.4 g 及び臭化カリウム 5.1 g を水に溶かし, 1000 mL とし, 次の標定を行う.
　標定　酢酸（100）50 mL 及び塩酸 1 mL をヨウ素瓶に入れ, 氷を入れた水浴中で 10 分間冷却した後, ヨウ素瓶を回しながらビュレットから調製した臭素液 40〜45 mL を一定の速さで滴下する. この際, 滴下に要する時間は 90〜120 秒間とし, 滴下量の読取りは 0.1 mL 単位とする. 直ちに密栓し, 振り混ぜた後, 再び氷を入れた水浴中に浸し, ヨウ素瓶の水だめにヨウ化カリウム溶液（3→20）5 mL を入れ, 5 分間冷却する. ヨウ素瓶を氷を入れた水浴から取り出し, 栓を緩めて徐々にヨウ化カリウム溶液（3→20）をヨウ素瓶内に流し込む. 密栓して激しく振り混ぜてから, 水 100 mL でヨウ素瓶の栓, 試薬受部, 及び内壁を洗い込み, 再び 1 分間振り混ぜた後, 遊離したヨウ素を速やかに 0.05 mol/L チオ硫酸ナトリウム液で滴定し, 次の式を用いてファクターを計算する. ただし, 滴定の終点は液が終点近くで淡黄色になったとき, デンプン試液 3 mL を加え, 生じた青色が脱色するときとする. 同様の方法で空試験を行い, 補正し, ファクターを計算する.

$$f2 = \frac{V1 \times f1}{V2}$$

　　$f1$：0.05 mol/L チオ硫酸ナトリウム液のファクター
　　$f2$：調製した 0.025 mol/L 臭素液のファクター
　　$V1$：0.05 mol/L チオ硫酸ナトリウム液の消費量（mL）
　　$V2$：調製した 0.025 mol/L 臭素液の採取量（mL）
　＜直鎖アルキルベンゼン＞

■一般試験法の部（5）標準液の項マンガン標準液の条を次のように改める.

マンガン標準液　塩化マンガン（K8160, $MnCl_2 \cdot 4H_2O$）3.60 g を正確に量り, 水 50 mL 及び塩酸 10 mL を加えて溶かし, 水を加えて正確に 1000 mL とする. この液 10 mL を正確に量り, 水を加えて正確に 100 mL とする. この液 1 mL はマンガン（Mn）0.01 mg を含む.
　＜塩化鉄（Ⅲ）水和物＞

■一般試験法の部（5）標準液の項硫酸液標準液の条の次に次の一条を加える．

リン酸二水素カリウム標準液　リン酸二水素カリウム 4.394 g を正確に測り，水に溶かし，正確に 1000 mL とする．この液 1 mL はリン（P） 1 mg を含む．
　＜ポリリン酸ナトリウム，メタリン酸ナトリウム＞

医薬品添加物各条

■医薬品添加物各条の部アクリル酸・アクリル酸オクチルエステル共重合体の条を次のように改める.

110560　アクリル酸・アクリル酸オクチルエステル共重合体

Acrylic Acid and Octyl Acrylate Copolymer

本品はアクリル酸・アクリル酸オクチルエステル共重合体からなる合成ゴムである.

性状　本品は無色の弾力性及び粘着性のある固体で，僅かに特異なにおいがある.

確認試験　本品を酢酸エチルに溶かし，この溶液を窓板に薄く塗り付け，酢酸エチルを蒸発して得た薄膜につき，赤外吸収スペクトル測定法の薄膜法により測定するとき，波数 1734 cm^{-1}，1461 cm^{-1}，1381 cm^{-1}，1257 cm^{-1} 及び 1163 cm^{-1} 付近に吸収を認める.

粘度

(1)　装置　ブルックフィールド型回転粘度計　同期電動機をもってローターを試料中で回転させ，その粘度抵抗トルクをスプリングバランスにより測定する回転粘度計.

(2)　操作法　本品約 150.0 g をとり，酢酸エチル 300 mL に溶かし，更に酢酸エチルを加えて正確に 500 mL とし，試料溶液とする.試料溶液 300 mL を栓付き容器にとり，約 30℃ に調整した恒温槽に入れ，試料溶液の温度を 30±1℃ とする.これにブルックフィールド型回転粘度計の No. 5 のローターを標線まで浸し，毎分 10 回転で 1 分間回転させたときの測定値から粘度を換算するとき，その値は 9000 mPa・s 以上である.

$$粘度（mPa・s）＝ 測定値 \times 400$$

純度試験　本品 5.0 g をとり，水 80 mL を加え，還流冷却器を付けて 30 分間煮沸し，冷後，抽出液をろ過し，ろ液に水を加えて 100 mL とする.この液を試料溶液として，次の試験を行う.

(1)　pH　3.5～5.5

(2)　重金属　試料溶液 25 mL をとり，第 1 法により操作し，試験を行う.比較液には鉛標準液 2.0 mL を加える（16 ppm 以下）.

(3)　ヒ素　試料溶液 10 mL をとり，第 1 法により検液を調製し，試験を行う（4 ppm 以下）.

(4)　過マンガン酸カリウム還元性物質　試料溶液 5 mL を共栓三角フラスコにとり 0.002 mol/L 過マンガン酸カリウム液 10 mL 及び希硫酸 1 mL を加え，3 分間煮沸し，冷後，これにヨウ化カリウム 0.1 g 及びデンプン試液 5 滴を加え，0.01 mol/L チオ硫酸ナトリウム液で滴定する.別に空試験として水 5 mL を用い，同様に操作するとき，両液の 0.002 mol/L 過マンガン酸カリウム液の消費量の差は 1.0 mL 以下である.

強熱残分　0.5% 以下（1 g）.

貯法　容器　気密容器.

投与経路　経皮，一般外用剤.

ブルックフィールド型回転粘度計

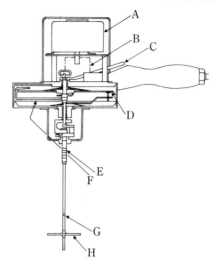

A：同期電動機　　　　E：ジョイント
B：変速歯車及びクラッチ　F：指針
C：レバー　　　　　　G：浸液マーク
D：目盛板　　　　　　H：ローター

栓付き容器

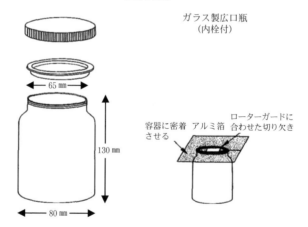

ガラス製広口瓶
（内栓付）

65 mm

130 mm

80 mm

容器に密着　アルミ箔
させる

ローターガードに
合わせた切り欠き

■医薬品添加物各条の部アクリル酸2−エチルヘキシル・ビニルピロリドン共重合体溶液の条を次のように改める.

109602　アクリル酸2−エチルヘキシル・ビニルピロリドン共重合体溶液

2–Ethylhexyl Acrylate and Vinylpyrrolidone Copolymer Solution

　　本品はアクリル酸2−エチルヘキシル，N−ビニル−2−ピロリドン及び微量のジメタアクリル酸1,6−ヘキサングリコール共重合体の酢酸エチル溶液である.

　　本品を乾燥したものは定量するとき，窒素（N：14.01）2.5〜3.1％を含む.

性状　本品は無色〜帯黄白色の液で，特異な芳香がある.

　　比重　d_{20}^{20}：約0.94

確認試験　本品を塩化ナトリウムの窓板に薄く塗り付け，溶媒を蒸発して得た試料の薄膜を窓板上に作り，窓板に付着させたままの状態で赤外吸収スペクトル測定法の薄膜法により測定するとき，波数1730 cm^{-1}，1690 cm^{-1}，1460 cm^{-1}，1420 cm^{-1}，1270 cm^{-1}及び1170 cm^{-1}付近に吸収を認める.

粘度

（1）　装置　ブルックフィールド型回転粘度計を用いる.

（2）　操作法　本品約500 mL を内径約85 mm，深さ約120 mm の栓付き容器に入れ，なるべく泡が入らないようにして試料温度が25±0.5℃ になるまで調整し，試料溶液とする. 次に粘度計のローターを容器のほぼ中央上に位置させ，ローターに気泡が付着しないように注意しながら浸液マークまで浸せきし，約2分間保った後，測定する. 測定はローター番号と回転数を指示計が目盛りの15〜85％の範囲に入るように選び，1分間回転させたときの指示計の示す目盛りを読む. 粘度は粘度計の示す目盛りの数値に規定の換算乗数を乗じる. その値は5000 mPa・s 以上である.

純度試験

（1）　重金属　本品を乾燥し，その1.0 g をとり，第2法により操作し，試験を行う. 比較液には鉛標準液2.0 mL を加える（20 ppm 以下）.

（2）　ヒ素　本品を乾操し，その2.0 g をとり，第3法により検液を調製し，試験を行う（1 ppm 以下）.

（3）　溶出物試験　本品を乾燥し，その1.0 g を内容約150 mL の硬質ガラス製容器に入れ，水100 mL を正確に加え，適当な栓で密封した後，高圧蒸気滅菌器を用いて121℃ で1時間加熱し，室温になるまで放置し，この液を試験液とする. 別に水につき，同様の方法で空試験液を調製する. 試験液及び空試験液につき，次の試験を行う.

（ⅰ）　pH　試験液及び空試験液20 mL ずつをとり，両液の pH を測定するとき，その差は1.0以下である.

（ⅱ）　過マンガン酸カリウム還元性物質　試験液5 mL を共栓三角フラスコにとり，0.002 mol/L

過マンガン酸カリウム液20.0 mL及び希硫酸1 mLを加え，3分間煮沸し，冷後，これにヨウ化カリウム0.10 gを加えて密栓し，振り混ぜて10分間放置した後，0.01 mol/Lチオ硫酸ナトリウム液で滴定する（指示薬：デンプン試液5滴）．別に空試験液5.0 mLを用い，同様に操作するとき，0.002 mol/L過マンガン酸カリウム液の消費量の差は2.0 mL以下である．

ブルックフィールド型回転粘度計

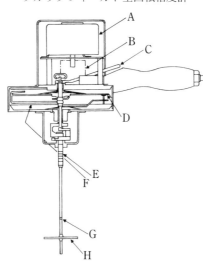

A：同期電動機　　　　E：ジョイント
B：変速歯車及びクラッチ　F：指針
C：レバー　　　　　　G：浸液マーク
D：目盛板　　　　　　H：ローター

栓付き容器

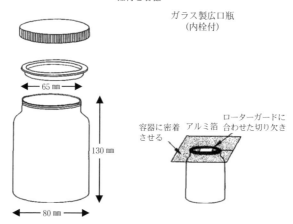

（4） アクリル酸2-エチルヘキシル及びビニルピロリドン　本品1.0gを正確に量り，これに内標準溶液8mLを正確に加え，更に酢酸エチルを加えて溶かし，20mLとし，試料溶液とする．別にアクリル酸2-エチルヘキシル0.20g及びビニルピロリドン2.00gを正確に量り，酢酸エチルを加えて正確に100mLとする．この液1mLを正確に量り，酢酸エチルを加えて正確に100mLとする．更にこの液10mL及び内標準溶液8mLを正確に量り，酢酸エチルを加えて20mLとし，標準溶液とする．試料溶液及び標準溶液1μLにつき，次の条件でガスクロマトグラフィーにより試験を行う．試料溶液の内標準物質のピーク高さに対するアクリル酸2-エチルヘキシル及びビニルピロリドンのピーク高さの比，Q_{Ta}及びQ_{Tb}並びに標準溶液の内標準物質のピーク高さに対するアクリル酸2-エチルヘキシル及びビニルピロリドンのピーク高さの比Q_{Sa}及びQ_{Sb}を求めるとき，Q_{Ta}はQ_{Sa}より大きくなく，また，Q_{Tb}はQ_{Sb}より大きくない．

　内標準溶液　n-カプリン酸メチルの酢酸エチル溶液（3→40000）

　操作条件

　　検出器：水素炎イオン化検出器

　　カラム：内径約3mm，長さ約2mの管にガスクロマトグラフィー用ポリエチレングリコール20Mを180～250μmのガスクロマトグラフィー用ケイソウ土に10％の割合で被覆したものを充塡する．

　　カラム温度：140℃付近の一定温度

　　キャリヤーガス：窒素

　　流量：アクリル酸2-エチルヘキシルの保持時間が約5分になるように調整する．

　　カラムの選定：標準溶液1μLにつき，上記の条件で操作するとき，アクリル酸2-エチルヘキシル，内標準物質，ビニルピロリドンの順に流出し，それぞれのピークが完全に分離するものを用いる．

乾燥減量　61.5～68.5%（1g，105℃，3時間）．

強熱残分　0.5%以下（乾燥後，5g）．

定量法　本品を乾燥し，その約0.08gを精密に量り，窒素定量法により試験を行う．

$$0.005 \text{ mol/L 硫酸 } 1 \text{ mL} = 0.1401 \text{ mg} \quad N$$

貯法　容器　気密容器．

投与経路　経皮．

■医薬品添加物各条の部アクリル酸2−エチルヘキシル・メタクリル酸2−エチルヘキシル・メタ
クリル酸ドデシル共重合体溶液の条を次のように改める.

122111　　**アクリル酸2−エチルヘキシル・メタクリル酸
2−エチルヘキシル・メタクリル酸ドデシル
共重合体溶液**

**2-Ethylhexyl Acrylate, 2-Ethylhexyl Methacrylate
and Dodecyl Methacrylate Copolymer Solution**

本品はアクリル酸2−エチルヘキシル，メタクリル酸2−エチルヘキシル及びメタクリル酸
ドデシルを，1：8：1のモル比で共重合した樹脂の酢酸エチル溶液である.

性状　本品は無色澄明の粘稠な液で，特異な芳香がある.

比重　d^{20}_{20}：約 0.94

確認試験　本品を塩化ナトリウムの窓板に薄く塗りつけ，溶媒を蒸発して得た試料の薄膜を窓板
上に作り，窓板に付着させたままの状態で赤外吸収スペクトル測定法の薄膜法により測定する
とき，波数 2930 cm⁻¹，2860 cm⁻¹，1730 cm⁻¹，1465 cm⁻¹ 及び 1178 cm⁻¹ 付近に吸収を認める.

粘度　本品を乾燥したものを試料とする.試料 0.05〜0.15 g を精密に量り，テトラヒドロフラン 20
mL を加えて溶かした後，テトラヒドロフランを加えて正確に 50 mL とし，試料溶液とする.試
料溶液及びテトラヒドロフランを孔径 1.0 µm 以下のメンブランフィルターでろ過し，この液に
つき，35±0.1℃ で粘度測定法第1法により試験を行うとき，極限粘度は 1.1 以上である.

純度試験

（1）　重金属　本品を乾燥し，その 1.0 g をとり，第4法により操作し，試験を行う.比較液に
は鉛標準液 2.0 mL を加える（20 ppm 以下）.

（2）　アクリル酸2−エチルヘキシル，メタクリル酸2−エチルヘキシル及びメタクリル酸ド
デシル　本品の乾燥物に換算した約 1 g を精密に量り，三角フラスコに入れ，アセトン 10 mL を
正確に加え，密栓し，室温で 6 時間以上静置した後，振り混ぜ，この液 1 mL を正確に量り，内
標準溶液 1 mL を正確に加え，試料溶液とする.別にアクリル酸2−エチルヘキシル，メタクリ
ル酸2−エチルヘキシル及びメタクリル酸ドデシル約 0.1 g ずつを精密に量り，アセトンを加え
て正確に 100 mL とする.この液 5 mL を正確に量り，アセトンを加えて正確に 100 mL とする.
更にこの液 1 mL を正確に量り，内標準溶液 1 mL を正確に加え，標準溶液とする.試料溶液及
び標準溶液 2 µL につき，次の条件でガスクロマトグラフィーにより試験を行う.試料溶液の内
標準物質のピーク面積に対するアクリル酸2−エチルヘキシル，メタクリル酸2−エチルヘキ
シル及びメタクリル酸ドデシルそれぞれのピーク面積比 Q_{Ta}，Q_{Tb} 及び Q_{Tc} 並びに標準溶液の内
標準物質のピーク面積に対するアクリル酸2−エチルヘキシル，メタクリル酸2−エチルヘキ
シル及びメタクリル酸ドデシルそれぞれのピーク面積比 Q_{Sa}，Q_{Sb} 及び Q_{Sc} を求め，次式により計
算するとき，アクリル酸2−エチルヘキシル，メタクリル酸2−エチルヘキシル及びメタクリル
酸ドデシルの量は 0.2% 以下である.

＜計算式＞

　アクリル酸2－エチルヘキシル，メタクリル酸2－エチルヘキシル及びメタクリル酸ドデシルの量（％）

$$= \left(M_a \times \frac{Q_{Ta}}{Q_{Sa}} + M_b \times \frac{Q_{Tb}}{Q_{Sb}} + M_c \times \frac{Q_{Tc}}{Q_{Sc}} \right) \times \frac{1}{M_T} \times \frac{1}{2}$$

　　M_a：アクリル酸2－エチルヘキシルの秤取量（g）

　　M_b：メタクリル酸2－エチルヘキシルの秤取量（g）

　　M_c：メタクリル酸ドデシルの秤取量（g）

　　M_T：本品の乾燥物に換算した秤取量（g）

内標準溶液：安息香酸イソブチルのアセトン溶液（1→25000）

試験条件

　検出器：水素炎イオン化検出器

　カラム：内径約0.22 mm，長さ約25 mのフューズドシリカ管の内面にガスクロマトグラフィー用14％シアノプロピルフェニル－86％ジメチルシリコーンポリマーを厚さ0.25 μmで被覆する．

　カラム温度：50℃を1分間保持した後，毎分10℃で220℃まで昇温し，220℃を3分間保持する．

　キャリヤーガス：窒素

　キャリヤーガス流量：メタクリル酸ドデシルの保持時間が約18分になるよう調整する．

　スプリット比：1：5

システム適合性

　検出の確認：アクリル酸2－エチルヘキシル，メタクリル酸2－エチルヘキシル，メタクリル酸ドデシル約0.1 gずつを精密に量り，アセトンを加えて正確に100 mLとする．この液5 mLを正確に量り，アセトンを加えて正確に100 mLとする．更にこの液2 mLを正確に量り，アセトンを加えて正確に20 mLとする．この液1 mLを正確に量り，内標準溶液1 mLを正確に加え，システム適合性試験用溶液とする．システム適合性試験用溶液2 μLから得られた内標準物質のピーク面積に対するメタクリル酸ドデシルのピーク面積の比が，標準溶液の内標準物質のピーク面積に対するメタクリル酸ドデシルのピーク面積の比の7〜13％になることを確認する．

　システムの性能：標準溶液2 μLにつき，上記の条件で操作するとき，アクリル酸2－エチルヘキシル，メタクリル酸2－エチルヘキシル，内標準物質，メタクリル酸ドデシルの順に溶出し，それぞれのピークの分離度は5以上である．

　システムの再現性：標準溶液2 μLにつき，上記の条件で6回繰り返すとき，内標準物質のピーク面積に対するメタクリル酸ドデシルのピーク面積の比の相対標準偏差は5.0％以下である．

乾燥減量　本品約1 gを精密に量り，水浴上で酢酸エチルを留去し，残留物を105℃で2時間乾燥するとき，その量は30.0〜70.0％である．

強熱残分　0.10％以下（乾燥後，5 g）．

貯法　容器　気密容器．

投与経路　経皮．

■医薬品添加物各条の部アクリル酸エチル・メタクリル酸メチルコポリマー分散液の条を次のように改める.

120032 ## アクリル酸エチル・メタクリル酸メチルコポリマー分散液

Ethyl Acrylate and Methyl Methacrylate Copolymer Dispersion

　本品はアクリル酸エチルとメタクリル酸メチルをポリオキシエチレンノニルフェニルエーテル（100 E.O.）を乳化剤として，水溶液中で重合して得られた共重合樹脂の乳濁液で，微量の「ジメチルポリシロキサン（内服用）」を含む.

性状　本品は白色の乳濁液で，僅かに特異なにおいがあり，味はない.

　本品はエタノール(95)又はテトラヒドロフランに溶けやすく，ジエチルエーテルにほとんど溶けない.

　本品は水に均等に分散する.

　本品の pH は 5.5～8.6 である.

確認試験

（1）　本品 3 mL をとり，105℃ で 1.5 時間乾燥し，ジエチルエーテル 10 mL を加え，よく振り混ぜた後，ジエチルエーテル層をとり，綿栓ろ過し，溶媒を留去する.残留物にシクロヘキサン 0.5 mL 及び硫酸 1 mL を加え，振り混ぜた後，ホルムアルデヒド液 3 滴を加えて振り混ぜるとき，液は褐色を呈する.

（2）　本品 1 滴をガラス板上に薄くひろげ，105℃ で 1.5 時間乾燥した後，放冷した試料につき，赤外吸収スペクトル測定法の薄膜法により測定するとき，波数 2980 cm^{-1}，1730 cm^{-1}，1447 cm^{-1}，1380 cm^{-1} 及び 1160 cm^{-1} 付近に吸収を認める.

粘度　4 ～ 7 mm^2/s（第 1 法，20℃）.

比重　d_{20}^{20}：1.035～1.050

純度試験

（1）　酸　本品 1.0 mL を中和エタノール 25 mL に溶かし，フェノールフタレイン試液 3 滴及び 0.1 mol/L 水酸化ナトリウム液 0.70 mL を加えるとき，液の色は赤色である.

（2）　重金属　本品 1.0 g をとり，第 4 法により操作し，試験を行う.比較液には鉛標準液 2.0 mL を加える（20 ppm 以下）.

（3）　ヒ素　本品 1.0 g をとり，第 3 法により検液を調製し，試験を行う（2 ppm 以下）.

（4）　アクリル酸エチル及びメタクリル酸メチル　本品 10.0 g を正確に量り，テトラヒドロフランに溶かし，正確に 50 mL とする.この液 10 mL を正確に量り，過塩素酸ナトリウム試液 5 mL を加え，よく振り混ぜた後，遠心分離し，この上澄液 5 mL を正確に量り，水を加えて正確に 10 mL とし，試料溶液とする.別にアクリル酸エチル 0.10 g 及びメタクリル酸メチル 0.10 g を正確に量り，テトラヒドロフランに溶かし，正確に 100 mL とする.この液 5 mL を正確に量り，テトラヒドロフランを加えて正確に 50 mL とし，この液 5 mL を正確に量り，更にテトラヒ

ドロフランを加えて正確に 50 mL とする．この液 10 mL を正確に量り，過塩素酸ナトリウム試液 5 mL を加えた後，この液 5 mL を正確に量り，水を加えて正確に 10 mL とし，標準溶液とする．試料溶液及び標準溶液 20 μL につき，次の条件で液体クロマトグラフィーにより試験を行うとき，試料溶液から得たアクリル酸エチル及びメタクリル酸メチルのピーク高さは，標準溶液のそれぞれのピーク高さより大きくない．

　操作条件

　　検出器：紫外吸光光度計（測定波長：205 nm）

　　カラム：内径約 4 mm，長さ約 15 cm のステンレス管に約 5 μm の液体クロマトグラフィー用オクタデシルシリル化シリカゲルを充塡する．

　　カラム温度：40℃ 付近の一定温度

　　移動相：水／メタノール混液（4：1）

　　流量：アクリル酸エチルの保持時間が約 12 分になるように調整する．

　　カラムの選定：標準溶液 20 μL につき，上記の条件で操作するとき，アクリル酸エチル，メタクリル酸メチルの順に溶出し，それぞれのピークが完全に分離するものを用いる．

　　検出感度：標準溶液 20 μL から得たアクリル酸エチル及びメタクリル酸メチルのピーク高さが約 20 mm になるように調整する．

蒸発残留物　本品約 1 g を精密に量り，105℃ で 3 時間乾燥するとき，残留物の量は 28.5〜31.5％ である．

強熱残分　0.3％ 以下（4 g）．ただし，本品を 105℃ で 1 時間乾燥した後，硫酸 1 mL を加えて試験を行う．

貯法　容器　気密容器．

投与経路　経口投与．

■医薬品添加物各条の部アジピン酸ジイソブチルの条を次のように改める.

110681 # アジピン酸ジイソブチル

Diisobutyl Adipate

$$C_{14}H_{26}O_4：258.35$$

　　　本品はアジピン酸とイソブタノールのジエステルである.

性状　本品は無色澄明の油状の液で，においはないか，又は僅かに特異なにおいがある.

　　　本品はエタノール(95)又はジエチルエーテルと混和し，水にほとんど溶けない.

確認試験　本品につき，赤外吸収スペクトル測定法の液膜法により測定するとき，波数2960 cm^{-1}，1735 cm^{-1}，1470 cm^{-1}，1380 cm^{-1}及び1175 cm^{-1}付近に吸収を認める.

屈折率　n_D^{20}：1.427〜1.433

比重　d_{15}^{15}：0.950〜0.957

酸価　0.5 以下.

エステル化価　420〜440

純度試験

（1）　重金属　本品1.0 gをとり，第2法により操作し，試験を行う. 比較液には鉛標準液2.0 mL を加える（20 ppm 以下）.

（2）　ヒ素　本品1.0 gをとり，第3法により検液を調製し，試験を行う（2 ppm 以下）.

乾燥減量　3.0%以下（1 g，105℃，3 時間).

貯法　容器　気密容器.

投与経路　一般外用剤.

■医薬品添加物各条の部アジピン酸ジイソプロピルの条を次のように改める.

101861　　　　# アジピン酸ジイソプロピル

Diisopropyl Adipate

$$C_{12}H_{22}O_4：230.30$$

　　本品は主として2－プロパノールのアジピン酸ジエステルからなる.

性状　本品は無色澄明の液で，においはないか，又は僅かに特異なにおいがある.

　　本品はエタノール(95)又はジエチルエーテルと混和し，水にほとんど溶けない.

確認試験　本品につき，赤外吸収スペクトル測定法の液膜法により測定するとき，波数2980 cm^{-1}，1735 cm^{-1}，1375 cm^{-1}及び1110 cm^{-1}付近に吸収を認める.

屈折率　n_D^{20}：1.420〜1.430

比重　d_{20}^{20}：0.960〜0.970

酸価　1.0 以下.

エステル価　470〜495

純度試験　重金属　本品1.0 g をとり，第2法により操作し，試験を行う. 比較液には鉛標準液2.0 mL を加える（20 ppm 以下）.

強熱残分　0.10％以下（1 g）.

貯法　容器　気密容器.

投与経路　一般外用剤.

■医薬品添加物各条の部アセスルファムカリウムの条を次のように改める.

100210 アセスルファムカリウム

Acesulfame Potassium

$$CH_3$$

C_4H_4KNO_4S：201.24

本品を乾燥したものは定量するとき，アセスルファムカリウム（$C_4H_4KNO_4S$）99.0〜101.0％を含む.

性状 本品は白色の結晶又は結晶性の粉末で，においはなく，強い甘味がある.

本品は水に溶けやすく，酢酸（100）にやや溶けやすく，アセトニトリルに溶けにくく，エタノール（99.5）に極めて溶けにくい.

確認試験

（1） 本品の水溶液（1→100000）につき，紫外可視吸光度測定法により吸収スペクトルを測定するとき，波長225〜229 nm に吸収の極大を示す.

（2） 本品を乾燥し，赤外吸収スペクトル測定法の臭化カリウム錠剤法により試験を行い，本品のスペクトルと本品の参照スペクトルを比較するとき，両者のスペクトルは同一波数のところに同様の強度の吸収を認める.

（3） 本品の水溶液（1→20）はカリウム塩の定性反応（1）及び（2）を呈する.

（4） 本品 0.2 g に薄めた酢酸（100）（3→10） 2 mL 及び水 2 mL を加えて溶かし，ヘキサニトロコバルト（III）酸ナトリウム試液を加えるとき，黄色の沈殿を生じる.

pH 本品 1.0 g を新たに煮沸し冷却した水 100 mL に溶かした液の pH は 5.5〜7.5 である.

純度試験

（1） 溶状 本品 1.0 g を水 5 mL に溶かすとき，液は無色澄明である.

（2） フッ化物 本品 2.0 g をとり，水 10 mL を加えてしばらくかき混ぜた後，薄めた塩酸（1→20） 20 mL を徐々に加えて溶かす. この液を 1 分間煮沸した後，ポリエチレン製容器に入れ，直ちに氷水中で冷却する. 更にエチレンジアミン四酢酸二水素二ナトリウム二水和物溶液（1→40） 10 mL 及びクエン酸ナトリウム水和物溶液（1→4） 15 mL を加えたのち，薄めた塩酸（1→10） 又は水酸化ナトリウム溶液（2→5）で pH を 5.4〜5.6 に調整する. この液をメスフラスコに入れ，水を加えて 100 mL とし，試料溶液とする. この液 50 mL をポリエチレン製容器にとり，電位を比較電極及びフッ素イオン電極を接続した電位差計で測定するとき，試料溶液の電位は，比較液の電位以上である（フッ素として 3.0 ppm 以下）.

比較液：フッ化ナトリウムを 110℃ で 2 時間乾燥した後，デシケーター（シリカゲル）中で放冷し，その 2.210 g を正確に量り，ポリエチレン製容器に入れ，水 200 mL を加え，かき混ぜて溶かす．この液をメスフラスコにとり，水を加えて 1000 mL とし，ポリエチレン製容器に入れ，比較原液とする．この液 3 mL を正確に量り，水を加えて正確に 1000 mL とする．この液 2 mL を正確に量り，ポリエチレン製容器に入れ，エチレンジアミン四酢酸二水素二ナトリウム二水和物溶液（1 → 40）10 mL 及びクエン酸ナトリウム水和物溶液（1 → 4）15 mL を加えて，以下同様に操作する．

（3）　重金属　本品 2.0 g をとり，第 2 法により操作し，試験を行う．比較液には鉛標準液 1.0 mL を加える（5 ppm 以下）．

（4）　鉛　本品 10.0 g を白金製，石英製又は磁製のるつぼにとり，硫酸少量を加えて潤し，徐々に加熱して，なるべく低温でほとんど灰化後，いったん放冷し，更に硫酸少量で潤して徐々に加熱し，白煙が生じなくなった後，450〜550℃ で強熱し，灰化する．冷後，残留物を水で潤し，塩酸 4 mL を加えて水浴上で乾固する．冷後，残留物に少量の薄めた硝酸（1 → 150）を加えて 20 mL とし，試料溶液とする．別に鉛標準液 1.0 mL をとり，薄めた硝酸（1 → 150）を加えて 20 mL とし，標準溶液とする．試料溶液及び標準溶液につき，次の条件で原子吸光光度法により試験を行うとき，試料溶液の吸光度は標準溶液の吸光度以下である（1.0 ppm 以下）．

　　使用ガス：可燃性ガス　アセチレン
　　　　　　　支燃性ガス　空気
　　ランプ：鉛中空陰極ランプ
　　波長：283.3 nm

（5）　ヒ素　本品 1.0 g を水 5 mL に溶かし，硫酸 2 mL 及び硝酸 2 mL を加え，穏やかに加熱する．更に硝酸 2〜3 mL を加え，白煙が発生するまで加熱する．冷後，シュウ酸アンモニウム飽和溶液 15 mL を加え，再び濃い白煙が生じるまで加熱濃縮して 2〜3 mL とする．冷後，水を加えて 10 mL とし，これを検液とし，試験を行う（2 ppm 以下）．

（6）　類縁物質　本品 1.0 g を水 100 mL に溶かし，試料溶液とする．試料溶液 20 µL につき，次の条件で液体クロマトグラフィーにより試験を行うとき，アセスルファム以外のピークを認めない．もし，その他のピークが認められるときは，引き続き以下のとおり試験を行う．試料溶液 2 mL を正確に量り，水を加えて正確に 100 mL とする．この液 2 mL を正確に量り，水を加えて正確に 100 mL とする．更にこの液 5 mL を正確に量り，水を加えて正確に 100 mL とし，標準溶液とする．標準溶液 20 µL につき，次の条件で液体クロマトグラフィーにより試験を行う．それぞれの液の各々のピーク面積を自動積分法により測定するとき，試料溶液のアセスルファム以外のピーク面積の合計は，標準溶液のアセスルファムのピーク面積より大きくない（アセスルファムカリウムとして 20 ppm 以下）．

　試験条件
　　検出器：紫外吸光光度計（測定波長：227 nm）
　　カラム：内径 4.6 mm，長さ 25 cm のステンレス管に 5 µm の液体クロマトグラフィー用オクタデシルシリル化シリカゲルを充塡する．
　　カラム温度：40℃ 付近の一定温度
　　移動相：テトラブチルアンモニウム硫酸水素塩溶液（17 → 5000）／液体クロマトグラ

フィー用アセトニトリル混液（3：2）

流量：アセスルファムの保持時間が約7分になるように調整する．

面積測定範囲：溶媒のピークの後からアセスルファムの保持時間の約3倍の範囲

システム適合性

検出の確認：標準溶液2 mL を正確に量り，水を加えて正確に20 mL とし，システム適合性試験用溶液とする．システム適合性試験用溶液20 μL から得たアセスルファムのピーク面積が，標準溶液のアセスルファムのピーク面積の7〜13%であることを確認する．

システムの性能：本品10 mg 及びパラオキシ安息香酸エチル20 mg を水に溶かし，100 mL とする．この液2 mL をとり，水を加えて20 mL とする．この液20 μL につき，上記の条件で操作するとき，アセスルファム，パラオキシ安息香酸エチルの順に溶出し，その分離度は4以上である．

システムの再現性：標準溶液20 μL につき，上記の条件で試験を6回繰り返すとき，アセスルファムのピーク面積の相対標準偏差は2.0%以下である．

乾燥減量　1.0%以下（1 g，105℃，3時間）．

定量法　本品を乾燥し，その約0.15 g を精密に量り，酢酸（100）50 mL に溶かし，0.1 mol/L 過塩素酸で滴定する（電位差滴定法）．同様の方法で空試験を行い，補正する．

$$0.1\ \text{mol/L 過塩素酸}\ 1\ \text{mL} = 20.12\ \text{mg}\quad C_4H_4KNO_4S$$

貯法　容器　密閉容器．

投与経路　経口投与．

参照赤外吸収スペクトル

アセスルファムカリウム

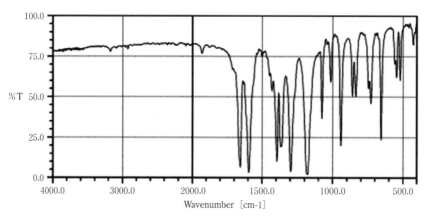

KBr　錠剤法

■医薬品添加物各条の部イソステアリン酸の条を次のように改める.

103139

イソステアリン酸

Isostearic Acid

　本品は高級飽和側鎖脂肪酸の混合物で，主としてイソステアリン酸（$C_{18}H_{36}O_2$：284.48）からなる.

性状　本品は無色～淡黄色の澄明な液で，においはないか，又は僅かに特異なにおいがある.

　本品はエタノール(95)又はジエチルエーテルに溶けやすく，水にほとんど溶けない.

比重　d_{20}^{20}：0.862～0.905

曇り点　15℃ 以下.

酸価　175～215

エステル価　12 以下.

ヨウ素価　15 以下.

純度試験

　（1）　脂肪油及び鉱物油　本品 1.0 g に無水炭酸ナトリウム 0.5 g 及び水 30 mL を加えて煮沸するとき，液は熱時澄明か，又は混濁することがあっても次の比較液より濃くない.

　　比較液：0.01 mol/L 塩酸 0.7 mL に希硝酸 6 mL 及び水を加えて 30 mL とし，硝酸銀試液 1 mL を加える.

　（2）　重金属　本品 1.0 g をとり，第 2 法により操作し，試験を行う. 比較液には鉛標準液 2.0 mL を加える（20 ppm 以下）.

強熱残分　0.10％以下（5 g）.

貯法　容器　気密容器.

投与経路　一般外用剤.

■医薬品添加物各条の部液状ラノリンの条を次のように改める.

109939

液状ラノリン

Liquid Lanolin

本品はラノリンから得た液で，主として高級脂肪酸及び高級アルコールのエステル類の混合物である.

性状 本品は淡黄褐色の液で，ラノリンようのにおいがある.

本品はジエチルエーテル又はシクロヘキサンと混和し，水又はエタノール(95)にほとんど溶けない.

確認試験 本品のシクロヘキサン溶液（1→50）1 mL を注意して硫酸 2 mL の上に層積するとき，境界面は赤褐色を呈し，硫酸層は緑色の蛍光を発する.

粘度 本品をとり，25±0.1℃ で粘度測定法第 2 法，装置円すい－平板形回転粘度計を用い，毎分 20 回転で，平円板又は円すいが受けるトルク若しくは角速度を測定し，粘度を求めるとき，1650 ～2200 mPa·s である.

比重 d^{20}_{20}：0.938～0.946

曇り点 10～20℃

酸価 3.0 以下.

ヨウ素価 20～40. 本品約 0.8 g を精密に量り，500 mL の共栓フラスコに入れ，シクロヘキサン 20 mL に溶かし，正確にハヌス試液 25 mL を加え，よく振り混ぜる. 液が澄明にならない時は，更にシクロヘキサンを追加して澄明とした後，密栓し，遮光して 20～30℃ で 1 時間時々振り混ぜながら放置する. 次にヨウ化カリウム溶液（1→10）20 mL 及び水 100 mL を加えて振り混ぜた後，遊離したヨウ素を 0.1 mol/L チオ硫酸ナトリウム液で滴定する（指示薬：デンプン試液 1 mL）. 同様の方法で空試験を行う.

$$ヨウ素価 = \frac{(a-b) \times 1.269}{試料の量(g)}$$

a：空試験における 0.1 mol/L チオ硫酸ナトリウム液の消費量（mL）

b：試料の試験における 0.1 mol/L チオ硫酸ナトリウム液の消費量（mL）

純度試験

（1） **液性** 本品 5 g に水 25 mL を加え，10 分間煮沸し，冷後，水を加えてもとの質量とし，水層を分取するとき，その水層は中性である.

（2） **塩化物** 本品 2.0 g に水 40 mL を加え，10 分間煮沸し，冷後，水を加えてもとの質量とし，ろ過する. ろ液 20 mL に希硝酸 6 mL 及び水を加えて 50 mL とする. これを検液とし，試験を行う. 比較液には 0.01 mol/L 塩酸 1.0 mL を加える（0.036％以下）.

（3） **アンモニア** （1）の水層 10 mL に水酸化ナトリウム試液 1 mL を加え，煮沸するとき，発生するガスは潤した赤色リトマス紙を青変しない.

（4） **水溶性有機物** （1）の水層 5 mL に 0.002 mol/L 過マンガン酸カリウム液 0.5 mL を加え，

10分間放置するとき，液の赤色は消えない．

（5）　ワセリン　本品1.0gをシクロヘキサン20mLに溶かし，試料溶液とする．別にワセリン0.020gをシクロヘキサン20mLに溶かし，標準溶液とする．これらの液につき，薄層クロマトグラフィーにより試験を行う．試料溶液及び標準溶液5μLずつを薄層クロマトグラフィー用シリカゲルを用いて調製した薄層板にスポットする．次にシクロヘキサンを展開溶媒として約10cm展開した後，薄層板を風乾する．これに薄めた硫酸（1→2）を均等に噴霧し，110℃で10分間加熱する．冷後，これに紫外線（主波長365nm）を照射するとき，試料溶液は，標準溶液から得た主スポットに対応する位置に標準溶液と同じ蛍光を発するスポットを認めない．ただし，この試験には，シクロヘキサンを用いてあらかじめ上端まで展開し，風乾後，110℃で60分間乾燥した薄層板を用いる．

（6）　重金属　本品1.0gをとり，第2法により操作し，試験を行う．比較液には鉛標準液2.0mLを加える（20ppm以下）．

乾燥減量　0.5％以下（1g，105℃，1時間）．

強熱残分　0.30％以下（1g）．

貯法　容器　気密容器．

投与経路　一般外用剤．

■医薬品添加物各条の部液糖の条を次のように改める.

110635

液　糖

Liquid Sugar

　　本品 100 g 中に精製白糖（日局）を 66.5～68.5 g 含む精製糖液である.

性状　本品は無色～微黄色の澄明な粘稠の液で，においはなく，味は甘い.

　　本品は水と混和し，エタノール(95)に極めて溶けにくく，ジエチルエーテルにほとんど溶けない.

確認試験

（1）　本品 1.5 g は加熱濃縮を続けるとき，融解してふくれ上がり，カラメルのにおいを発して，かさ高い炭化物となる.

（2）　本品 0.15 g に希硫酸 2 mL を加えて煮沸し，水酸化ナトリウム試液 4 mL 及びフェーリング試液 3 mL を加えて沸騰するまで加熱するとき，赤色～暗赤色の沈殿を生じる.

比重　d_{20}^{20}：1.328 以上.

レフブリックス度　本品の屈折率を測定し，表 1 によりレフブリックス度を求め，その値を表 2 を用いて 20℃ に温度補正するとき，その値は 66.5～68.5 である.

　　注）表 1 及び表 2 は，1974 年国際砂糖分析法統一委員会で制定されたもの.

純度試験

（1）　塩化物　本品 10.0 g を水に溶かし，100 mL とし，試料溶液とする. この液 20 mL に希硝酸 6 mL 及び水を加えて 50 mL とする. これを検液とし，試験を行う. 比較液には 0.01 mol/L 塩酸 0.30 mL を加える（0.005％以下）.

（2）　硫酸塩　（1）の試料溶液 40 mL に希塩酸 1 mL 及び水を加えて 50 mL とする. これを検液とし，試験を行う. 比較液には 0.005 mol/L 硫酸 0.50 mL を加える（0.006％以下）.

（3）　カルシウム　（1）の試料溶液 10 mL にシュウ酸アンモニウム試液 1 mL を加えるとき，液は直ちに変化しない.

（4）　重金属　本品 6.0 g をとり，第 1 法により操作し，試験を行う. 比較液には鉛標準液 3.0 mL を加える（5 ppm 以下）.

（5）　ヒ素　本品 1.0 g をとり，第 1 法により検液を調製し，試験を行う（2 ppm 以下）.

（6）　転化糖　本品 7.5 g を水に溶かし，100 mL とし，試料溶液とする. 別にアルカリ性硫酸銅（Ⅱ）試液 100 mL を 300 mL のビーカーに入れ，時計皿で蓋をして煮沸し，直ちに試料溶液 50.0 mL を加え，正確に 5 分間煮沸した後，直ちに新たに煮沸し冷却した水 50 mL を加え，10℃ 以下の水浴中に 5 分間浸し，沈殿を質量既知のガラスろ過器（G4）を用いてろ取し，ろ液が中性になるまで水で洗い，更にエタノール(95)10 mL 及びジエチルエーテル 10 mL で洗い，105℃ で 30 分間乾燥するとき，その量は 0.12 g 以下である.

（7）　人工甘味質　本品 100 mL に水 100 mL を加えて振り混ぜ，その 50 mL に希硫酸を加えて酸性とし，また別の 50 mL に水酸化ナトリウム試液を加えてアルカリ性とし，それぞれにジエ

チルエーテル 100 mL ずつを加えて振り混ぜ，ジエチルエーテル層を分取して合わせ，水浴上でジエチルエーテルを留去し，更に蒸発乾固するとき，残留物は甘味がない．

（8）サリチル酸　（7）の残留物に希塩化鉄（Ⅲ）試液 2 〜 3 滴を加えるとき，液は紫色を呈しない．

強熱残分　0.10 ％以下（3 g）．

糖度　本品約 30 g を精密に量り，水に溶かし，正確に 100 mL とする．この液につき，層長 200 mm で旋光度 α_D^{20} を測定し，次式により糖度を求めるとき，その値は 65.5 以上である．

$$糖度 = \frac{旋光度\ \alpha_D^{20} \times 2.88800 \times 26}{試料秤取量（g）}$$

ただし，2.88800：旋光度から糖度への換算係数

26：白糖 26 g を水に溶かして 100 mL とした液の白糖濃度目盛りを 100 とするもので，1 白糖規定量．

貯法　容器　気密容器．

投与経路　経口投与．

表 1　屈折率からレフラックス度を求める表

レフラックス度	0.0	0.1	0.2	0.3	0.4	0.5	0.6	0.7	0.8	0.9
56	1.432993	433213	433433	433653	433874	434095	434316	434537	434758	434980
57	1.435201	435423	435645	435867	436089	436312	436534	436757	436980	437203
58	1.437427	437650	437874	438098	438322	438546	438770	438994	439219	439444
59	1.439669	439894	440119	440345	440571	440796	441022	441248	441475	441701
60	1.441928	442155	442382	442609	442836	443064	443292	443519	443474	443976
61	1.444204	444432	444661	444890	445119	445348	445578	445807	446037	446267
62	1.446497	446727	446957	447188	447419	447650	447881	448112	448343	448575
63	1.448807	449039	449271	449503	449736	449968	450201	450434	450667	450900
64	1.451134	451367	451601	451835	452069	452304	452538	452773	453008	453243
65	1.453478	453713	453949	454184	454420	454656	454893	455129	455365	455602
66	1.455839	456076	456313	456551	456788	457026	457264	457502	457740	457979
67	1.458217	458456	458695	458934	459174	459413	459653	459893	460133	460373
68	1.460613	460854	461094	461335	461576	461817	462059	462300	462542	462784
69	1.463026	463268	463511	463753	463996	464239	464482	464725	464969	465212
70	1.465456	465700	465944	466188	466433	466678	466922	467167	467413	467658
71	1.467903	468149	468395	468641	468887	469134	469380	469627	469874	470121
72	1.470368	470616	470863	471111	471359	471607	471855	472104	472352	472601
73	1.472850	473099	473349	473598	473848	474098	474348	474598	478848	475099
74	1.475349	475600	475851	476103	476354	476606	476857	477109	477361	477614
75	1.477866	478119	478371	478624	478878	479131	479384	479638	479892	480146
76	1.480400	480654	480909	481163	481418	481673	481929	482184	482440	482695
77	1.482951	483207	483463	483720	483976	484233	484490	484747	485005	485262
78	1.485520	485777	486035	486294	486552	486810	487069	487328	487587	487846
79	1.488105	488365	488625	488884	489144	489405	489665	489926	490186	490477
80	1.490708	490970	491231	491493	491754	492016	492278	492541	492803	493066
81	1.493328	493591	493855	494118	494381	494645	494909	495173	495437	495701
82	1.495966	496230	496495	496760	497026	497291	497556	497822	498088	498354
83	1.498620	498887	499153	499420	499678	499954	500221	500488	500756	501024
84	1.501292	501560	501828	502096	502365	502634	502903	503172	503441	503711
85	1.503980									

表2　レフブリックス度温度補正表 (20℃)

測定温度 (°C)	\\多\\ レフブリックス度																	
	0	5	10	15	20	25	30	35	40	45	50	55	60	65	70	75	80	85
									測定値より差引く									
15	0.29	0.30	0.32	0.33	0.34	0.35	0.36	0.37	0.37	0.38	0.38	0.38	0.38	0.38	0.38	0.38	0.37	0.37
16	0.24	0.25	0.26	0.27	0.28	0.28	0.29	0.30	0.30	0.30	0.31	0.31	0.31	0.31	0.31	0.30	0.30	0.30
17	0.18	0.19	0.20	0.20	0.21	0.21	0.22	0.22	0.23	0.23	0.23	0.23	0.23	0.23	0.23	0.23	0.23	0.22
18	0.12	0.13	0.13	0.14	0.14	0.14	0.15	0.15	0.15	0.15	0.15	0.15	0.15	0.15	0.15	0.15	0.15	0.15
19	0.06	0.06	0.07	0.07	0.07	0.07	0.07	0.08	0.08	0.08	0.08	0.08	0.08	0.08	0.08	0.08	0.08	0.07
									測定値に加える									
21	0.06	0.07	0.07	0.07	0.07	0.07	0.08	0.08	0.08	0.08	0.08	0.08	0.08	0.08	0.08	0.08	0.08	0.07
22	0.13	0.14	0.14	0.14	0.15	0.15	0.15	0.15	0.16	0.16	0.16	0.16	0.16	0.16	0.15	0.15	0.15	0.15
23	0.20	0.21	0.21	0.22	0.22	0.23	0.23	0.23	0.23	0.24	0.24	0.24	0.24	0.23	0.23	0.23	0.23	0.22
24	0.27	0.28	0.29	0.29	0.30	0.30	0.31	0.31	0.31	0.32	0.32	0.32	0.32	0.31	0.31	0.31	0.30	0.30
25	0.34	0.35	0.36	0.37	0.38	0.38	0.39	0.39	0.40	0.40	0.40	0.40	0.40	0.39	0.39	0.38	0.38	0.37
26	0.42	0.43	0.44	0.45	0.46	0.46	0.47	0.47	0.48	0.48	0.48	0.48	0.48	0.47	0.47	0.46	0.46	0.45
27	0.50	0.51	0.52	0.53	0.54	0.55	0.55	0.56	0.56	0.56	0.56	0.56	0.56	0.55	0.55	0.54	0.53	0.52
28	0.58	0.59	0.60	0.61	0.62	0.63	0.64	0.64	0.64	0.65	0.65	0.64	0.64	0.63	0.63	0.62	0.61	0.60
29	0.66	0.67	0.68	0.70	0.71	0.71	0.72	0.73	0.73	0.73	0.73	0.73	0.72	0.72	0.71	0.70	0.69	0.67
30	0.74	0.76	0.77	0.78	0.79	0.80	0.81	0.81	0.82	0.82	0.81	0.81	0.80	0.80	0.79	0.78	0.76	0.75
31	0.83	0.84	0.85	0.87	0.88	0.89	0.89	0.90	0.90	0.90	0.90	0.89	0.89	0.88	0.87	0.86	0.84	0.82
32	0.92	0.93	0.94	0.96	0.97	0.98	0.98	0.99	0.99	0.99	0.99	0.98	0.97	0.96	0.95	0.93	0.92	0.90
33	1.01	1.02	1.03	1.05	1.06	1.07	1.07	1.08	1.08	1.08	1.07	1.07	1.06	1.04	1.03	1.01	1.00	0.98
34	1.10	1.11	1.13	1.14	1.15	1.16	1.16	1.17	1.17	1.16	1.16	1.15	1.14	1.13	1.11	1.09	1.07	1.05
35	1.19	1.21	1.22	1.23	1.24	1.25	1.25	1.26	1.26	1.25	1.25	1.24	1.23	1.21	1.19	1.17	1.15	1.13
36	1.29	1.30	1.31	1.33	1.34	1.34	1.35	1.35	1.35	1.34	1.34	1.33	1.31	1.29	1.28	1.25	1.23	1.20
37	1.39	1.40	1.41	1.42	1.43	1.44	1.44	1.44	1.44	1.43	1.43	1.41	1.40	1.38	1.36	1.33	1.31	1.28
38	1.49	1.50	1.51	1.52	1.53	1.53	1.54	1.54	1.53	1.53	1.52	1.50	1.48	1.46	1.44	1.42	1.39	1.36
39	1.59	1.60	1.61	1.62	1.63	1.63	1.63	1.63	1.63	1.62	1.61	1.59	1.57	1.55	1.52	1.50	1.47	1.43
40	1.69	1.70	1.71	1.72	1.73	1.73	1.73	1.73	1.72	1.71	1.70	1.68	1.66	1.63	1.61	1.58	1.54	1.51

■医薬品添加物各条の部エチルマルトールの条を次のように改める.

102242

エチルマルトール

Ethylmaltol

$C_7H_8O_3：140.14$

本品は定量するとき, 換算した脱水物に対し, エチルマルトール ($C_7H_8O_3$) 99.0%以上を含む.

性状　本品は白色の結晶性の粉末で, 特異な芳香がある.

本品はエタノール(95)にやや溶けやすく, 水にやや溶けにくい.

確認試験

（1）　本品 0.1 g をエタノール(95) 10 mL に溶かし, 塩化鉄（Ⅲ）試液 3 滴を加えるとき, 液は赤紫色を呈する.

（2）　本品を乾燥（減圧, シリカゲル, 4 時間）し, 赤外吸収スペクトル測定法の臭化カリウム錠剤法により試験を行うとき, 波数 3080 cm^{-1}, 2980 cm^{-1}, 1645 cm^{-1}, 1465 cm^{-1}, 1390 cm^{-1}, 1215 cm^{-1} 及び 835 cm^{-1} 付近に吸収を認める.

融点　89〜93℃

純度試験

（1）　溶状　本品 0.10 g をエタノール(95) 5 mL に溶かすとき, 液は澄明である.

（2）　重金属　本品 1.0 g をとり, 第 2 法により操作し, 試験を行う. 比較液には鉛標準液 2.0 mL を加える（20 ppm 以下）.

（3）　ヒ素　本品 1.0 g をとり, 第 3 法により検液を調製し, 試験を行う（2 ppm 以下）.

水分　0.5%以下（1 g, 直接滴定）.

強熱残分　0.05%以下（1 g）.

定量法　本品及び定量用エチルマルトール約 0.2 g ずつを精密に量り, それぞれを 0.1 mol/L 塩酸試液に溶かし正確に 500 mL とし, この液 5 mL を正確に量り, 0.1 mol/L 塩酸試液を加えて正確に 200 mL とし, 試料溶液及び標準溶液とする. これらの液につき, 0.1 mol/L 塩酸試液を対照とし, 紫外可視吸光度測定法により試験を行う. 試料溶液及び標準溶液から得たそれぞれの液の波長 276 nm における吸光度 A_T 及び A_S を測定する.

$$エチルマルトール（C_7H_8O_3）の量（mg）$$
$$= 脱水物に換算した定量用エチルマルトールの量（mg）× \frac{A_T}{A_S}$$

貯法　容器　気密容器.

投与経路　経口投与.

■医薬品添加物各条の部オクチルドデカノールの条を次のように改める.

003805 <h1 style="text-align:center">オクチルドデカノール</h1>

<h2 style="text-align:center">2–Octyldodecanol</h2>

　　本品は主として 2 分子のデシルアルコールの縮合物（$C_{20}H_{42}O$：298.55）からなる.

性状　本品は無色〜淡黄色の澄明な液で，においはない.

　　本品はエタノール(95)又はジエチルエーテルと混和し，水にほとんど溶けない.

確認試験　本品につき，赤外吸収スペクトル測定法の液膜法により測定するとき，波数 3330 cm^{-1}，2920 cm^{-1}，2850 cm^{-1}，1466 cm^{-1}，1378 cm^{-1}，1039 cm^{-1}及び 721 cm^{-1}付近に吸収を認める.

屈折率　n_D^{20}：1.452〜1.457

比重　d_{20}^{20}：0.830〜0.850

酸価　1.0 以下.

エステル価　5.0 以下.

水酸基価　170〜190

ヨウ素価　10 以下.

純度試験　重金属　本品 1.0 g をとり，第 2 法により操作し，試験を行う. 比較液には鉛標準液 2.0 mL を加える（20 ppm 以下）.

曇り点　−21℃ 以下.

強熱残分　本品約 1 g を精密に量り，徐々に加熱してなるべく低温でほとんど灰化又は揮散した後，いったん放冷し，残留物を硫酸少量で潤して徐々に強熱し，白煙が生じなくなった後，450〜550℃ で強熱し，残留物を完全に灰化し，放冷後，その質量を精密に量る（0.10％以下）.

貯法　容器　気密容器.

投与経路　一般外用剤.

■医薬品添加物各条の部オレイルアルコールの条を次のように改める.

104831 <h1 style="text-align:center">オレイルアルコール</h1>

<h2 style="text-align:center">Oleyl Alcohol</h2>

本品は高級脂肪族アルコールの混合物で,主としてオレイルアルコール（$C_{18}H_{36}O$：268.48）からなる.

性状　本品は無色〜淡黄色の澄明の液で,僅かに特異なにおいがある.

本品はエタノール（95）,エタノール（99.5）又はジエチルエーテルと混和し,水にほとんど溶けない.

確認試験　本品につき,赤外吸収スペクトル測定法の液膜法により測定するとき,波数3330 cm^{-1},3005 cm^{-1},2920 cm^{-1},2850 cm^{-1},1466 cm^{-1},1057 cm^{-1}及び722 cm^{-1}付近に吸収を認める.

屈折率　n_D^{20}：1.459〜1.462

比重　d_{20}^{20}：0.845〜0.855

酸価　0.5以下.

エステル価　2.0以下.

水酸基価　200〜220

ヨウ素価　80〜94

曇り点　6℃以下.

純度試験

（1）　アルカリ　本品3.0gをとり,エタノール（99.5）25 mLを加え,加温して溶かした後,フェノールフタレイン試液2滴を加えるとき,液は赤色を呈しない.

（2）　重金属　本品1.0gをとり,第2法により操作し,試験を行う.比較液には鉛標準液2.0 mLを加える（20 ppm以下）.

強熱残分　0.10%以下（1g）.

貯法　容器　気密容器.

投与経路　一般外用剤.

■医薬品添加物各条の部オレイン酸オレイルの条を次のように改める.

104830 ## オレイン酸オレイル

Oleyl Oleate

本品は主としてオレイン酸とオレイルアルコールのエステル（$C_{36}H_{68}O_2$：532.92）からなる.

性状　本品は無色〜淡黄色の澄明な液で，僅かに特異なにおいがある.

　　本品はジエチルエーテルと混和し，エタノール(95)に溶けにくい.

確認試験

　（1）　本品 0.5 g に水 1 mL を加えて振り混ぜ，臭素試液 5 滴を加えるとき，試液の赤色は消える.

　（2）　本品につき，赤外吸収スペクトル測定法の液膜法により測定するとき，波数 2930 cm^{-1}，2850 cm^{-1}，1740 cm^{-1}，1465 cm^{-1} 及び 1175 cm^{-1} 付近に吸収を認める.

屈折率　n_D^{20}：1.464〜1.468

比重　d_{20}^{20}：0.860〜0.884

酸価　3.0 以下.

けん化価　90〜125

水酸基価　10 以下.

ヨウ素価　70〜120

純度試験

　（1）　溶状　本品 2.0 g をジエチルエーテル 10 mL に溶かすとき，液は澄明である.

　（2）　重金属　本品 1.0 g をとり，第 2 法により操作し，試験を行う．比較液には鉛標準液 2.0 mL を加える（20 ppm 以下）.

　（3）　ヒ素　本品 1.0 g をとり，第 3 法により検液を調製し，試験を行う（2 ppm 以下）.

強熱残分　0.10％以下（2 g）.

貯法　容器　気密容器.

投与経路　一般外用剤.

■医薬品添加物各条の部オレイン酸デシルの条を次のように改める.

101696

オレイン酸デシル

Decyl Oleate

本品は主としてオレイン酸とデシルアルコールのエステル（$C_{28}H_{54}O_2$：422.73）からなる.

性状　本品は微黄色の澄明の液で，僅かに特異なにおいがある.

本品はジエチルエーテルと混和し，エタノール(95)にやや溶けやすく，水にほとんど溶けない.

確認試験　本品につき，赤外吸収スペクトル測定法の液膜法により測定するとき，波数 2920 cm^{-1}，2850 cm^{-1}，1738 cm^{-1}，1460 cm^{-1} 及び 1168 cm^{-1} 付近に吸収を認める.

屈折率　n_D^{20}：1.453～1.457

比重　d_{20}^{20}：0.860～0.870

酸価　1.0 以下.

エステル価　130～150

水酸基価　5.0 以下.

ヨウ素価　55～65

曇り点　10℃ 以下.

純度試験　重金属　本品 1.0 g をとり，第 2 法により操作し，試験を行う.比較液には鉛標準液 2.0 mL を加える（20 ppm 以下）.

貯法　容器　気密容器.

投与経路　一般外用剤.

■医薬品添加物各条の部カゼインナトリウムの条を次のように改める.

カゼインナトリウム

Sodium Caseinate

　　本品は乳から得られるカゼインのナトリウム塩である.本品を乾燥したものは定量するとき，窒素（N：14.01）14.5〜15.8％を含む.

性状　本品は白色〜淡黄色の粉末，粒又は片で，におい及び味はないか，又は僅かに特異なにおいと味がある.

　　本品は水にやや溶けやすく，エタノール(95)又はジエチルエーテルにほとんど溶けない.

　　本品は水酸化ナトリウム試液又は希塩酸に溶ける.

確認試験

（1）　「カゼイン」の確認試験（1），（2）及び（3）を準用する.

（2）　本品の強熱残分はナトリウム塩の定性反応を呈する.

純度試験

（1）　液性　本品 1.0 g を水 50 mL に溶かした液の pH は 6.0〜7.5 である.

（2）　溶状　「カゼイン」の純度試験（1）を準用する.

（3）　重金属　「カゼイン」の純度試験（4）を準用する（20 ppm 以下）.

（4）　ヒ素　本品 1.0 g をとり，第 3 法により検液を調製し，試験を行う（2 ppm 以下）.

（5）　脂肪　「カゼイン」の純度試験（6）を準用する（1.5％以下）.

乾燥減量　15.0％以下（1 g，100℃，3 時間）.

強熱残分　6.0％以下（乾燥後，1 g）.

定量法　本品を乾燥し，その約 0.015 g を精密に量り，窒素定量法により試験を行う.

$$0.005 \ mol/L \ 硫酸 \ 1 \ mL = 0.1401 \ mg \quad N$$

貯法　容器　気密容器.

投与経路　経口投与，一般外用剤.

■医薬品添加物各条の部還元ラノリンの条を次のように改める.

109974

還元ラノリン

Lanolin, Hydrogenated

本品はラノリンを水素添加したものである.

性状 本品は白色〜淡黄色のワセリンようの物質で，僅かに特異なにおいがある.

本品はジエチルエーテルにやや溶けやすく，エタノール(99.5)にやや溶けにくく，エタノール(95)，酢酸(100)又はトルエンに溶けにくく，水又はシクロヘキサンにほとんど溶けない.

確認試験 本品のトルエン溶液（1→50）5 mL に無水酢酸 1 mL 及び硫酸 2 滴を加えるとき，液は緑黄色を呈する.

融点 35〜55℃

酸価 1.0 以下.

けん化価 10 以下.

ヨウ素価 20 以下. ただし，シクロヘキサン，ウィイス試液の代わりに，それぞれ酢酸（100）／シクロヘキサン混液（1：1），ハヌス試液を用いる.

純度試験

（1） 液性 本品 5 g に水 25 mL を加え，10 分間煮沸し，冷後，水を加えてもとの質量とし，水層を分取するとき，その水層は中性である.

（2） 塩化物 本品 2.0 g に水 40 mL を加え，10 分間煮沸し，冷後，水を加えてもとの質量とし，ろ過する. ろ液 20 mL に希硝酸 6 mL 及び水を加えて 50 mL とする. これを検液とし，試験を行う. 比較液には 0.01 mol/L 塩酸 1.0 mL を加える（0.036％以下）.

（3） アンモニア （1）の水層 10 mL に水酸化ナトリウム試液 1 mL を加え，煮沸するとき，発生するガスは，潤した赤色リトマス紙を青変しない.

（4） 水溶性過マンガン酸カリウム還元性物質 （1）の水層 5 mL に 0.002 mol/L 過マンガン酸カリウム液 0.5 mL を加え，10 分間放置するとき，液の紅色は消えない.

（5） ワセリン 本品 0.5 g にエタノール（99.5）40 mL を加えて煮沸するとき，液は澄明か，又は混濁することがあっても，その混濁は次の比較液より濃くない.

比較液：0.01 mol/L 塩酸 0.70 mL に希硝酸 6 mL 及び水を加えて 50 mL とし，硝酸銀試液 1 mL を加えて 5 分間放置する.

貯法

保存条件 30℃ 以下で保存する.

容器 密閉容器.

投与経路 一般外用剤，その他の外用.

■医薬品添加物各条の部銀箔の条を次のように改める.

102495

銀　箔

Silver Leaf

　本品は銀を箔にしたものである.

　本品は定量するとき，銀（Ag：107.87）97.0％以上を含む.

性状　本品は光沢ある白色の薄片又はやや灰色を帯びた薄片で，においはない.

　本品は水又はエタノール(99.5)にほとんど溶けない.

　本品は希硝酸又は熱硫酸に溶ける.

確認試験　本品 0.6 g をとり，薄めた硝酸（1→3）6 mL を加え，加熱して溶かす.冷後，水を加えて 30 mL とした液は銀塩の定性反応を呈する.

純度試験

（1）　硫酸塩　本品 5.0 g に薄めた硝酸（1→3）40 mL を加え，加熱して溶かした後，水を加えて 250 mL とする.この液を煮沸し，かき混ぜながら薄めた塩酸（2→3）を沈殿が生じなくなるまで加え，冷後，水を加えて 300 mL とする.この液をろ過し，ろ液 150 mL を水浴上で蒸発乾固し，薄めた塩酸（2→3）0.1 mL 及び水 10 mL を加え，必要ならばろ過し，硫酸 1 滴を加え，蒸発乾固し，450～550℃ で強熱するとき，残留物の量は 2.5 mg 以下である.

（2）　銅塩　（1）で得た残留物に薄めた塩酸（2→3）1 mL 及び薄めた硝酸（1→3）1 mL を加え，水浴上で蒸発乾固し，再び薄めた塩酸（2→3）1 mL を加え，水を加えて 50 mL とし，試料溶液とする.試料溶液 20 mL を蒸発乾固し，水を加えて 15 mL とし，酢酸アンモニウム溶液（1→4）2 mL，酢酸(31) 2 mL，チオシアン酸アンモニウム溶液（1→10）2 mL 及びピリジン 0.5 mL を加えてよく振り混ぜ，更にクロロホルム 5 mL を加え，激しく振り混ぜて 5 分間放置した後，クロロホルム層を比色するとき，次の比較液より濃くない（0.005％以下）.

　比較液：薄めた硝酸（1→3）8.4 mL 及び薄めた塩酸（2→3）の（1）で沈殿が生じなくなるまでに用いた量の 1／5 量に薄めた塩酸（2→3）約 1 mL を追加し，水浴上で蒸発乾固し，銅標準液 5.0 mL 及び水を加えて 15 mL とし，以下試料溶液の試験と同様に操作する.

（3）　鉄塩　（2）で調製した試料溶液 10 mL に薄めた塩酸（2→3）2.8 mL 及び水を加えて 25 mL とし，ペルオキソ二硫酸アンモニウム 0.03 g 及びチオシアン酸アンモニウム溶液（1→10）2 mL を加えて振り混ぜ，5 分間放置するとき，液の色は次の比較液より濃くない（0.005％以下）.

　比較液：薄めた硝酸（1→3）4.2 mL 及び薄めた塩酸（2→3）の（1）で沈殿が生じなくなるまでに用いた量の 1／10 量に薄めた塩酸（2→3）0.2 mL を追加し，水浴上で蒸発乾固し，薄めた塩酸（2→3）3 mL 及び鉄標準液 2.5 mL を加え，水を加えて 25 mL とし，以下試料溶液の試験と同様に操作する.

定量法　本品約 0.3 g を精密に量り，薄めた硝酸（1→3）15 mL を加え，加熱して溶かし，水 50 mL 及びニトロベンゼン 10 mL を加え，0.1 mol/L チオシアン酸アンモニウム液で滴定する（指

示薬：硫酸アンモニウム鉄（Ⅲ）試液 5 mL）．

　　　　　　　0.1 mol/L チオシアン酸アンモニウム液 1 mL ＝ 10.79 mg　Ag

貯法　容器　密閉容器．

投与経路　経口投与．

■医薬品添加物各条の部結晶セルロース・カルメロースナトリウムの条を次のように改める.

120002　　**結晶セルロース・カルメロースナトリウム**

Microcrystalline Cellulose and Carmellose Sodium

　本品は容易に微分散するように結晶セルロース（日局）とカルメロースナトリウム（日局）を混合したものである.

　本品は定量するとき，換算した乾燥物に対し，80％以上の結晶セルロース及び表示量の75〜125％に対応するカルメロースナトリウムを含む.

　本品にはカルメロースナトリウムの含量（％）及びその水分散液の粘度（mPa・s）を表示すると共に，粘度を試験するときの水分散液の濃度（％）を表示する.

性状　本品は白色〜帯黄白色の粉末で，におい及び味はない.

　本品はエタノール(95)又はジエチルエーテルにほとんど溶けない.

　本品に水を加えるとき，一部溶解し懸濁液となる.

確認試験

（1）　本品1mgにリン酸1mLを加え，水浴上で30分間加熱する．次にカテコールのリン酸溶液（1→500）4mLを加えて30分間加熱するとき，液は赤色を呈する.

（2）　本品6.0gをとり，水300mLを加え，ホモジナイザーで毎分18000回転で5分間かき混ぜるとき，液は白色不透明な分散懸濁状を呈し，放置しても分離沈降を認めない.

（3）　（2）の懸濁液を塩化アルミニウム（Ⅲ）六水和物溶液（1→10）に数滴滴加するとき，液滴は白色不透明の粒状となり，放置しても分散しない.

粘度

（1）　装置　ブルックフィールド型粘度計を用いる.

（2）　操作法　表示濃度に従い，本品の換算した乾燥物につき，懸濁液400gに対応する量を正確に量り，あらかじめ水約200gを入れた500mLのホモジナイザー用コップに入れ，更に水を加えて内容物の質量を400gとする．毎分18000回転に調整できるホモジナイザーを用い，初めに毎分約5000回転で15秒間かき混ぜる．次に5秒間で回転数を毎分18000回転に上げ，正確に2分間かき混ぜる．ホモジナイザーの回転を止めた後，直ちに分散懸濁液を500mLのビーカーに移し，試料溶液とする．ローターHをジョイントEに取り付け，気泡が付着しないように注意して浸液マークFまで試料溶液中にローターを浸せきする．ただし，試料溶液の温度は20℃とする．ホモジナイザーの回転を停止してから60秒後に，ローターを毎分20回転の速度で30秒間回転後，目盛Dを読みとり，換算乗数を乗ずる．粘度は表示粘度の60〜140％である.

　1号ローター換算乗数：5

ブルックフィールド型粘度計

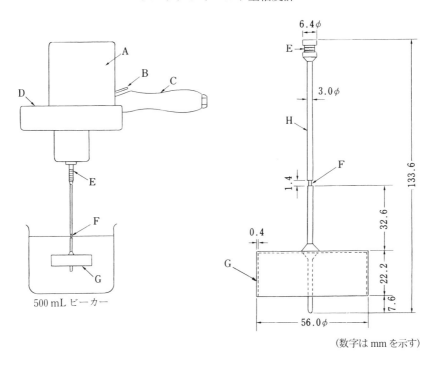

（数字は mm を示す）

A：同期電動機　　　D：目盛板　　　G：ローター
B：クラッチレバー　E：ジョイント　H：1号ローター
C：把手　　　　　　F：浸液マーク　　（500 mPa・s 未満）

pH　本品 1.0 g をとり，少量ずつ温湯 100 mL にかき混ぜながら加えて懸濁させ，冷却した液の pH は 6.0〜8.0 である．

純度試験

（1）　塩化物　本品 0.5 g をとり，水 45 mL を加え，よくかき混ぜた後，硝酸 3 mL を加え，更に水を加えて 50 mL とする．この液を約 3000 回転で 5 分間遠心分離した後，その分離液を必要ならばろ過し，初めのろ液 10 mL を捨て，次のろ液 10 mL をとる．この液に水を加えて 50 mL とする．これを検液とし試験を行う．比較液には 0.01 mol/L 塩酸 1.00 mL を加える（0.355 % 以下）．

（2）　硫酸塩　本品 0.5 g をとり，水 45 mL を加え，よくかき混ぜた後，塩酸 4 mL を加え，更に水を加えて 50 mL とする．この液を約 3000 回転で 5 分間遠心分離した後，その分離液を必要ならばろ過し，初めのろ液 10 mL を捨て，次のろ液 10 mL をとる．この液に水を加えて 50 mL とする．これを検液とし試験を行う．比較液には 0.005 mol/L 硫酸 1.00 mL を加える（0.480 % 以下）．

（3）　重金属　本品 2.0 g をとり，第 2 法により操作し，試験を行う．比較液には鉛標準液 2.0 mL を加える（10 ppm 以下）．

（4）　ヒ素　本品 1.0 g を白金製，石英製又は磁製のるつぼにとる．これに硝酸マグネシウム六

水和物のエタノール（95）溶液（1→10）10 mL を加え，エタノールに点火して燃焼させた後，徐々に加熱して灰化する．もしこの方法で，なお炭化物が残るときは，少量の硝酸で潤し，再び強熱して灰化する．冷後，残留物に希塩酸 10 mL を加え，水浴上で加温して溶かす．これを検液とし，試験を行う（2 ppm 以下）．

（5）　でんぷん　確認試験（2）の懸濁液にヨウ素試液 3 mL を加えるとき，液は青色〜青紫色を呈しない．

乾燥減量　8.0％以下（1 g，105℃，3 時間）．

強熱残分　3.5％以下（2 g）．

定量法

（1）　結晶セルロース　本品約 3 g を精密に量り，希塩酸 30 mL を加え，還流冷却器を付けて水浴中で 15 分間加熱する．冷後，質量既知のガラスろ過器（G4）を用いてろ過し，残留物を温湯で洗い，洗液に硝酸銀試液を加えても混濁しなくなるまで洗い，ガラスろ過器を 105℃ で 4 時間乾燥して質量を精密に量り，残留物の質量を計算する．次にその約 0.125 g を精密に量り，約 25 mL の水を加え，更に $\frac{1}{12}$ mol/L 二クロム酸カリウム液 50 mL を正確に加えて混合する．硫酸 100 mL を徐々に加えた後，沸騰し始めるまで加熱する．冷後，水を加えて正確に 250 mL とする．この液 50 mL を正確に量り，0.1 mol/L 硫酸アンモニウム鉄（Ⅱ）液で滴定する（電位差滴定法）．同様な方法で空試験を行い，補正する．

0.1 mol/L 硫酸アンモニウム鉄（Ⅱ）液 1 mL ＝ 0.6755 mg　セルロース

（2）　カルメロースナトリウム　本品約 2 g を精密に量り，酢酸（100）75 mL を加え，還流冷却器を付け，130℃ の油浴中で 2 時間加熱する．冷後，0.1 mol/L 過塩素酸・1,4−ジオキサン液で滴定する（電位差滴定法）．同様の方法で空試験を行い，補正する．

0.1 mol/L 過塩素酸・1,4−ジオキサン液 1 mL ＝ 30.65 mg　カルメロースナトリウム

貯法　容器　密閉容器．

投与経路　経口投与，一般外用剤．

■医薬品添加物各条の部ゲラニオール変性アルコール（95 vol%）の条を次のように改める.

120003 **ゲラニオール変性アルコール（95 vol%）**

Geraniol Denatured Alcohol (95 vol%)

本品はエタノール（日局）200 L につき，ゲラニオール 200 g を加えて変性したものである.

本品はエタノール（C_2H_6O）95.13〜95.88 vol%以上を含む（15℃ における比重法による）.

性状 本品は無色澄明な液で，特異なにおいがある.

本品は水又はジエチルエーテルと混和する.

本品は燃えやすく，点火するとき，淡青色の炎をあげて燃える.

本品は揮発性である.

確認試験

（1） 本品 1 mL にヨウ素試液 2 mL 及び水酸化ナトリウム試液 1 mL を加えて振り混ぜるとき，淡黄色の沈殿を生じる.

（2） 本品 1 mL に酢酸（100）1 mL 及び硫酸 3 滴を加えて加熱するとき，酢酸エチルのにおいを発する.

（3） 本品を試料溶液とし，別にアルコール変性用ゲラニオール 0.10 g をとり，エタノール（95）を加えて正確に 100 mL とし，標準溶液とする. 試料溶液及び標準溶液 2 μL ずつを正確に量り，次の条件でガスクロマトグラフィーにより試験を行うとき，試料溶液から得た主ピークの保持時間は標準溶液から得たピークの保持時間に等しい.

操作条件

検出器：水素炎イオン化検出器

カラム：内径約 3 mm，長さ約 2 m のガラス管にガスクロマトグラフィー用オキシアルキレングリコールアジペートをシラン処理した 150〜180 μm のガスクロマトグラフィー用ケイソウ土に 5 ％の割合で被覆したものを充塡する.

カラム温度：120℃ 付近の一定温度

キャリヤーガス：窒素

流量：毎分約 60 mL

カラムの選定：標準溶液 2 μL につき，上記の条件で操作するとき，エタノール，ゲラニオールの順に流出し，それぞれのピークが完全に分離するものを用いる.

比重 d_{15}^{15}：0.813〜0.816

純度試験

（1） 溶状 本品 10 mL を水 30 mL に混和し，5 〜10℃ で 30 分間放置するとき，液はほとんど澄明である.

（2） 酸又はアルカリ 本品 20 mL に新たに煮沸して冷却した水 20 mL 及びフェノールフタレイン試液 3 滴を加えるとき，液は無色である. これに 0.1 mol/L 水酸化ナトリウム液 0.10 mL を加えるとき，液は赤色を呈する.

（3）　塩化物　本品 10 mL に希硝酸 2 滴及び硝酸銀試液 2 滴を加え，5 分間放置するとき，液は変化しない．

（4）　重金属　本品 30 mL をとり，第 1 法により操作し，試験を行う．比較液には鉛標準液 3.0 mL を加える（1.2 ppm 以下）．

（5）　フーゼル油及び類似不純物　本品 10 mL に水 5 mL 及びグリセリン 1 mL を加え，この 0.3 mL をにおいのないろ紙上に滴加し，常温で放置して揮散させるとき，異臭を残さない．また，本品 5 mL を硫酸 5 mL を入れた試験管内に注意して層積するとき，接界面は紅色を呈しない．

（6）　アルデヒド又はその他の還元性物質　本品 10 mL に 15℃ で 0.02 mol/L 過マンガン酸カリウム液 0.30 mL を加え，15℃ で 20 分間放置するとき，液の赤色は残る．また，本品 10 mL に水酸化ナトリウム試液 5 mL を加えて 5 分間放置するとき，液は黄色を呈しない．

貯法

　保存条件　遮光して，火気を避けて保存する．

　容器　気密容器．

投与経路　一般外用剤．

■医薬品添加物各条の部ゲラニオール変性アルコール（99 vol%）の条を次のように改める.

120004　　　**ゲラニオール変性アルコール（99 vol%）**

Geraniol Denatured Alcohol (99 vol%)

　　本品は無水エタノール（日局）200 L につき，ゲラニオール 200 g を加えて変性したものである.

　　本品はエタノール（C_2H_6O）99.05〜99.86 vol% を含む（15℃ における比重法による）.

性状　本品は無色澄明な液で，特異なにおいがある.

　　本品は水又はジエチルエーテルと混和する.

　　本品は燃えやすく，点火するとき，淡青色の炎をあげて燃える.

　　本品は揮発性である.

確認試験

（1）　本品 1 mL にヨウ素試液 2 mL 及び水酸化ナトリウム試液 1 mL を加えて振り混ぜるとき，淡黄色の沈殿を生じる.

（2）　本品 1 mL に酢酸（100）1 mL 及び硫酸 3 滴を加えて加熱するとき，酢酸エチルのにおいを発する.

（3）　本品を試料溶液とし，別にアルコール変性用ゲラニオール 0.10 g をとり，エタノール(95)を加えて正確に 100 mL とし，標準溶液とする.試料溶液及び標準溶液 2 μL ずつを正確に量り，次の条件でガスクロマトグラフィーにより試験を行うとき，試料溶液から得た主ピークの保持時間は標準溶液から得たピークの保持時間に等しい.

　　操作条件

　　　検出器：水素炎イオン化検出器

　　　カラム：内径約 3 mm，長さ約 2 m のガラス管にガスクロマトグラフィー用オキシアルキ
　　　　レングリコールアジペートをシラン処理した 150〜180 μm のガスクロマトグラフィー
　　　　用ケイソウ土に 5 ％ の割合で被覆したものを充填する.

　　　カラム温度：120℃ 付近の一定温度

　　　キャリヤーガス：窒素

　　　流量：毎分約 60 mL

　　　カラムの選定：標準溶液 2 μL につき，上記の条件で操作するとき，エタノール，ゲラニオー
　　　　ルの順に流出し，それぞれのピークが完全に分離するものを用いる.

比重　d_{15}^{15}：0.794〜0.799

純度試験

（1）　溶状　本品 10 mL を水 30 mL に混和し，5〜10℃ で 30 分間放置するとき，液はほとんど澄明である.

（2）　酸又はアルカリ　本品 20 mL に新たに煮沸して冷却した水 20 mL 及びフェノールフタレイン試液 3 滴を加えるとき，液は無色である.これに 0.1 mol/L 水酸化ナトリウム液 0.10 mL

を加えるとき，液は赤色を呈する．

（3）　塩化物　本品 10 mL に希硝酸 2 滴及び硝酸銀試液 2 滴を加え，5 分間放置するとき，液は変化しない．

（4）　重金属　本品 30 mL をとり，第 1 法により操作し，試験を行う．比較液には鉛標準液 3.0 mL を加える（1.2 ppm 以下）．

（5）　フーゼル油及び類似不純物　本品 10 mL に水 5 mL 及びグリセリン 1 mL を加え，この 0.3 mL をにおいのないろ紙上に滴加し，常温で放置して揮散させるとき，異臭を残さない．また，本品 5 mL を硫酸 5 mL を入れた試験管内に注意して層積するとき，接界面は紅色を呈しない．

（6）　アルデヒド又はその他の還元性物質　本品 10 mL に 15℃ で 0.02 mol/L 過マンガン酸カリウム液 0.30 mL を加え，15℃ で 20 分間放置するとき，液の赤色は残る．また，本品 10 mL に水酸化ナトリウム試液 5 mL を加えて 5 分間放置するとき，液は黄色を呈しない．

貯法

保存条件　遮光して，火気を避けて保存する．

容器　気密容器．

投与経路　一般外用剤．

■医薬品添加物各条の部合成ケイ酸アルミニウム・ヒドロキシプロピルスターチ・結晶セルロースの条を次のように改める.

120036　# 合成ケイ酸アルミニウム・ヒドロキシプロピル
スターチ・結晶セルロース

Synthetic Aluminum Silicate, Hydroxypropyl Starch and Crystalline Cellulose

本品は合成ケイ酸アルミニウム（日局）の懸濁液に，「ヒドロキシプロピルスターチ」及び結晶セルロース（日局）を加えて噴霧乾燥したものである.

本品を乾燥したものは定量するとき，酸化アルミニウム（Al$_2$O$_3$：101.96）2.0〜2.4％，ヒドロキシプロピルスターチ55.0〜65.0％及び結晶セルロース17.0〜23.0％を含む.

性状　本品は白色の粉末で，におい及び味はない.

本品は水，エタノール(95)又はジエチルエーテルにほとんど溶けない.

確認試験

（1）　本品2gに水50mLを加えて煮沸し，放冷するとき，混濁したのり状の液となる.

（2）　（1）ののり状の液5mLにヨウ素試液を加えるとき，液は暗青紫色を呈する.

（3）　本品0.5gを500℃以下で強熱して灰化し，冷後，薄めた硫酸（1→3）3mLを加えて白煙が発生するまで加熱し，冷後，水20mLを加えてろ過し，ろ液にアンモニア試液を加えて弱酸性とした液はアルミニウム塩の定性反応を呈する.

（4）　本品2gに水90mL及び希塩酸10mLを加え，時計皿で覆い，30分間穏やかに煮沸する.上澄液をろ過し，残留物は熱湯50mLで傾斜しながら2回洗浄した後，ろ過する.

（ⅰ）　残留物の一部をとり，リン酸1mLを加え，水浴上で30分間加熱する.次にカテコールのリン酸溶液（1→500）4mLを加えて30分間加熱するとき，液は赤色を呈する.

（ⅱ）　残留物の一部をとり，希ヨウ素試液2mLを加え，5分間放置した後，傾斜して液を除き，残留物に薄めた硫酸（1→2）5滴を加えるとき，青紫色を呈する.

乾燥減量　10.0％以下（1g，105℃，3時間）.

定量法

（1）　酸化アルミニウム　本品を乾燥し，その約2gを精密に量り，希塩酸10mL及び水20mLを加え，水浴上で時々かき混ぜながら1時間加熱した後，ろ過し，洗液が塩化物の反応を呈しなくなるまで残留物を温湯で洗う.ろ液及び洗液を合わせ，水を加えて正確に250mLとする.この液50mLを正確に量り，0.02mol/Lエチレンジアミン四酢酸二水素二ナトリウム液20mLを正確に加え，pH4.8の酢酸・酢酸アンモニウム緩衝液20mLを加えた後，5分間煮沸し，冷後，エタノール（95）70mLを加え，0.02mol/L酢酸亜鉛液で滴定する（指示薬：ジチゾン試液2mL）.ただし，滴定の終点は液の淡暗緑色が淡赤色に変わるときとする.同様の方法で空試験を行う.

$$酸化アルミニウムの含量（\%）=\frac{(b-a)\times 1.0196}{W\times\dfrac{50}{250}}\times 100$$

ただし，　a：試料に要した 0.02 mol/L 酢酸亜鉛液の量（mL）

　　　　　b：空試験に要した 0.02 mol/L 酢酸亜鉛液の量（mL）

　　　　　W：試料採取量（mg）

（2） ヒドロキシプロピルスターチ　本品を乾燥し，その約 0.5 g を精密に量り，水 10 mL，α－アミラーゼ 0.01 g を加え，80℃ の水浴中で 1 時間加熱する．次いで 5 種 A のろ紙を用いてろ過し，水洗する．残留物を 80℃ で 4〜5 時間乾燥し，デシケーター（シリカゲル）中で放冷した後，質量を精密に量る．

$$ヒドロキシプロピルスターチの含量（\%）=\left(1-\frac{b}{a}\right)\times 100$$

ただし，　a：試料採取量（g）

　　　　　b：残留物の量（g）

（3） 結晶セルロース　本品を乾燥し，その約 0.5 g を精密に量り，300 mL の三角フラスコに入れ，水 100 mL，塩酸 5 mL を加えて還流冷却器を付け，砂浴上で 2 時間加熱し，ろ過する．沈殿は温湯約 100 mL で洗浄した後，少量の水で 300 mL コニカルビーカーに移し，$\frac{1}{12}$ mol/L 二クロム酸カリウム液を正確に 50 mL 及び硫酸 100 mL を徐々に加え，砂浴上で 2 時間加熱する．冷後，メスフラスコに移し，水中で冷却しながら水を加え，室温で 250 mL とする．この液 50 mL を正確に量り，リン酸 10 mL を加え，過量の二クロム酸カリウムを 0.1 mol/L 硫酸アンモニウム鉄（II）液で徐々に滴定する．液が黄緑色になったとき，指示薬を加え，終点は液の色が青色から緑色に変わるときとする（指示薬：ジフェニルアミン試液 1 滴）．同様の方法で空試験を行う．

$$結晶セルロースの含量（\%）=\frac{(b-a)\times 0.675}{W\times\dfrac{50}{250}}\times 100$$

ただし，　a：試料に要した 0.1 mol/L 硫酸アンモニウム鉄（II）液の量（mL）

　　　　　b：空試験に要した 0.1 mol/L 硫酸アンモニウム鉄（II）液の量（mL）

　　　　　W：試料採取量（mg）

貯法　容器　密閉容器．

投与経路　経口投与，経皮．

■医薬品添加物各条の部 *N*－ココイル－L－アルギニンエチルエステル DL－ピロリドンカルボン酸塩の条を次のように改める.

120017　*N*－ココイル－L－アルギニンエチルエステル DL－ピロリドンカルボン酸塩

N-Cocoyl-L-Arginineethylester DL-Pyrrolidonecarboxylate

本品はL－アルギニンとヤシ油又はパーム核油由来の脂肪酸とを縮合してエステル化し，更にDL－ピロリドンカルボン酸塩とした陽イオン界面活性剤である.

本品を乾燥したものは定量するとき，*N*－ココイル－L－アルギニンエチルエステルDL－ピロリドンカルボン酸塩（分子量519.5 として）90％以上を含む.

性状　本品は白色の結晶性の粉末で，においはないか，又は僅かに特異なにおいがある.

本品はメタノールに溶けやすく，水又はエタノール(95)にやや溶けにくく，ジエチルエーテルにほとんど溶けない.

確認試験

（1）　本品の水溶液（1 → 1000）5 mL に α－ナフトール試液 0.5 mL を加えてよく振り混ぜ，*N*－ブロモスクシンイミド試液 0.5 mL を加えるとき，液は赤色を呈する.

（2）　本品を乾燥し，赤外吸収スペクトル測定法の臭化カリウム錠剤法により測定するとき，波数 3310 cm^{-1}，1745 cm^{-1} 及び 1640 cm^{-1} 付近に吸収を認める.

pH　本品 1.0 g を水 100 mL に溶かした液の pH は 4.5〜6.5 である.

純度試験　重金属　本品 1.0 g をとり，第 3 法により操作し，試験を行う.比較液には鉛標準液 2.0 mL を加える（20 ppm 以下）.

乾燥減量　3.0％以下（2 g，105℃，3 時間）.

定量法　装置　図に示すものを用いる.接続部は，すり合わせにしてもよい.装置に用いるゴムは，すべて水酸化ナトリウム試液中で 10 分間煮沸した後，水でよく洗ってから用いる.

　A：ケルダールフラスコ（容量約 300 mL）
　B：アルカリ溶液注入用漏斗
　C：ピンチコック付きゴム管
　D：しぶき止め
　E：冷却器
　F：受器
　G：小孔（径は，管の内径にほぼ等しい）

操作法　本品を乾燥し，その約 0.2 g を精密に量り，ケルダールフラスコに入れ，これに粉末にした硫酸カリウム 10 g 及び硫酸銅（II）五水和物 1 g の混合物 5.5 g を加え，フラスコの首に付着した試料を少量の水で洗い込み，更にフラスコの内壁

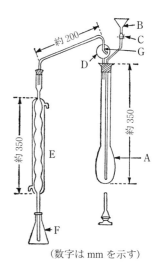

（数字は mm を示す）

に沿って硫酸 20 mL を加える．次に泡だちがほとんどやむまで静かに加熱し，更に加熱を強めて沸騰させ，液が青色澄明となった後，更に 2 時間加熱する．冷後，水 150 mL を注意しながら加える．これに沸騰石を加えて装置を組み立てる．受器 F には 0.05 mol/L 硫酸 25 mL 及び水約 50 mL を入れ，冷却器 E の下端をこの液に浸す．漏斗 B から水酸化ナトリウム溶液（2→5）85 mL を徐々に加え，更に少量の水で洗い込み，直ちにピンチコック付きゴム管 C のピンチコックを閉じ，フラスコを軽く揺り動かして内容物を混合した後，静かに加熱し，沸騰し始めたならば加熱を強めて，内容物の 2 ／ 3 容量が留出するまで蒸留する．冷却器の下端を液面からはなし，付着物を少量の水で洗い込み，過量の酸を 0.1 mol/L 水酸化ナトリウム液で滴定する（指示薬：ブロモクレゾールグリーン・メチルレッド試液 3 滴）．同様の方法で空試験を行う．

0.05 mol/L 硫酸 1 mL ＝ 10.39 mg　N－ココイル－L－アルギニンエチルエステル DL－ピロリドンカルボン酸塩

貯法　容器　密閉容器．

投与経路　一般外用剤．

■医薬品添加物各条の部*N*−ココイル−*N*−メチルアミノエチルスルホン酸ナトリウムの条を次のように改める.

109107   # *N*−ココイル−*N*−メチルアミノエチルスルホン酸ナトリウム

Sodium *N*–Cocoyl–*N*–methylaminoethylsulfonate

ココイルメチルタウリンナトリウム

本品はヤシ油又はパーム核油由来の脂肪酸クロリドと当量の2−メチルアミノエタノールスルホン酸ナトリウムとを縮合して得た高級脂肪酸アミドのアルキル化スルホン酸塩である.

性状   本品は白色の粘性の液又はペーストよう物質で,僅かに特異なにおいがある.

本品は水に溶けやすく,エタノール(95)又はジエチルエーテルにほとんど溶けない.

本品の水溶液(1→10)のpHは7.5〜9.5である.

確認試験

(1)   本品の水溶液(1→10)1滴にメチレンブルー試液5 mL及びクロロホルム1 mLを加えて振り混ぜるとき,クロロホルム層は青色を呈する.

(2)   本品の水溶液(1→10)はナトリウム塩の定性反応(1)を呈する.

純度試験

(1)   溶状   本品0.20 gを水20 mLに溶かすとき,液は無色澄明である.

(2)   重金属   本品1.0 gをとり,第2法により操作し,試験を行う.比較液には鉛標準液2.0 mLを加える(20 ppm以下).

(3)   ヒ素   本品1.0 gをとり,第3法により検液を調製し,試験を行う(2 ppm以下).

蒸発残留物   本品約1 gを質量既知のビーカーに精密に量り,110℃で3時間乾燥した海砂(1号)5 gを加え,よくかき混ぜ,再び質量を精密に量り,105℃で2時間乾燥するとき,残留物の量は38.0〜46.0%である.

強熱残分   10.0〜17.0%(2 g).

貯法   容器   気密容器.

投与経路   一般外用剤.

■医薬品添加物各条の部酢酸セルロースの条を次のように改める．

101290　　　　　　　　　　# 酢酸セルロース

Cellulose Acetate

本品はセルロースの酢酸エステルである．

本品を乾燥したものは定量するとき，アセチル基（－COCH₃：43.04）38.6〜40.2％を含む．

性状　本品は白色〜帯黄白色の小片又は粉末で，においはないか，又は僅かに酢酸ようのにおいがあり，味はない．

本品はアセトン又はピリジンに溶けやすく，水又はエタノール(95)に極めて溶けにくく，ジエチルエーテルにほとんど溶けない．

確認試験

（1）　本品 0.01 g に水 1 mL 及びアントロン試液 2 mL を加えて振り混ぜるとき，液は緑色を呈し，徐々に暗緑色に変わる．

（2）　本品 0.5 g に炭酸ナトリウム試液 10 mL を加えて 5 分間煮沸し，希硫酸 10 mL を加えて生じた沈殿をろ去し，ろ液にエタノール（95）3 mL 及び硫酸 3 mL を加えて加熱するとき，酢酸エチルのにおいを発する．

純度試験

（1）　溶状　本品 1.0 g をアセトン 10 mL に溶かすとき，混濁することがあってもその混濁は次の比較液より濃くない．

比較液：0.01 mol/L 塩酸 0.30 mL に希硝酸 6 mL 及び水を加えて 50 mL とし，硝酸銀試液 1 mL を加えて混和し，直射日光を避け，5 分間放置する．

（2）　重金属　本品 1.0 g をとり，第 2 法により操作し，試験を行う．比較液には鉛標準液 2.0 mL を加える（20 ppm 以下）．

（3）　ヒ素　本品 0.20 g をとり，第 3 法により検液を調製し，試験を行う（10 ppm 以下）．

（4）　酢酸　本品を乾燥し，その約 2 g を精密に量り，共栓試験管に入れ，水 10 mL を加え，密栓し，水浴中で 7 時間加熱する．冷後，ろ過し，熱湯 150 mL を用いてろ紙を洗い，ろ液及び洗液を合わせ，0.01 mol/L 水酸化ナトリウム液で滴定する（指示薬：フェノールフタレイン試液 3 滴）．同様の方法で空試験を行い，補正する．

$$0.01 \text{ mol/L 水酸化ナトリウム液 1 mL} = 0.6005 \text{ mg } C_2H_4O_2$$

酢酸（$C_2H_4O_2$：60.05）の量は 0.2％以下である．

乾燥減量　10.0％以下（1 g，105℃，2 時間）．

強熱残分　1.0％以下（1 g）．

定量法　本品を乾燥し，その約 0.5 g を精密に量り，アセトン／ピリジン混液（1：1）50 mL に溶かし，振り混ぜながら 0.5 mol/L 水酸化ナトリウム液 50 mL を正確に加え，更に水 50 mL を加え，密栓して一夜放置する．次に過量の水酸化ナトリウムを 0.5 mol/L 塩酸で滴定する（指示薬：フェノールフタレイン試液 3 滴）．同様の方法で空試験を行う．

　　　　　　　　0.5 mol/L 水酸化ナトリウム液 1 mL ＝ 21.52 mg　C_2H_3O

貯法　容器　密閉容器.

投与経路　経口投与.

■医薬品添加物各条の部酢酸ビニル・クロトン酸コポリマーの条を次のように改める.

107567　　　　　　　## 酢酸ビニル・クロトン酸コポリマー

Vinyl Acetate and Crotonic Acid Copolymer

本品は酢酸ビニルとクロトン酸の共重合体である.

性状　本品は無色の粒又は粉末で,特異なにおいがある.

本品はエタノール(95)又はジエチルエーテルに溶けやすく,水にやや溶けやすい.

確認試験

（1）　本品1gに水酸化カリウム溶液（3→10）5mL及びエタノール（95）20mLを加え,還流冷却器を付け,水浴上で5分間加熱する.冷後,この液2mLに硫酸2mLを加え,1分間穏やかに煮沸するとき,酢酸エチルのにおいを発する.

（2）　本品を乾燥し,赤外吸収スペクトル測定法の臭化カリウム錠剤法により測定するとき,波数 $1730 \ cm^{-1}$, $1370 \ cm^{-1}$ 及び $1250 \ cm^{-1}$ 付近に吸収を認める.

pH　本品2.0gを希エタノールに溶かして100mLとした液のpHは3.0～6.0である.

純度試験

（1）　重金属　本品1.0gをとり,第2法により操作し,試験を行う.比較液には鉛標準液2.0mLを加える（20ppm以下）.

（2）　ヒ素　本品1.0gをとり,第3法により検液を調製し,試験を行う（2ppm以下）.

乾燥減量　3.0%以下（1g, 105℃, 3時間）.

強熱残分　0.5%以下（2g）.

貯法　容器　気密容器.

投与経路　経口投与.

■医薬品添加物各条の部ジメチルシロキサン・メチル（ポリオキシエチレン）シロキサン共重合体の条を次のように改める．

120040 ジメチルシロキサン・メチル（ポリオキシエチレン）シロキサン共重合体

Dimethylsiloxane and Methyl (Polyoxyethylene) Siloxane Copolymer

　本品はジメチルシロキサンとメチル（ポリオキシエチレン）シロキサンの共重合体で，$CH_3[(CH_3)_2SiO]_m \cdot [CH_3[CH_2(C_2H_4O)_aH]SiO]_n \cdot Si(CH_3)_3$ で表され，m は 50〜60，n は 2 〜 5，a は 9 〜11 である．

性状　本品は無色〜淡黄褐色の澄明な液で，僅かに特異なにおいがあり，味はない．

　本品はメタノール，エタノール(95)又はクロロホルムと混和し，ジエチルエーテルにやや溶けにくく，水にほとんど溶けない．

確認試験

（1）　本品 0.5 g に水 10 mL 及びチオシアン酸アンモニウム・硝酸コバルト（Ⅱ）試液 5 mL を加えてよく振り混ぜ，次にクロロホルム 5 mL を加え，振り混ぜて放置するとき，クロロホルム層は青色を呈する．

（2）　本品につき，赤外吸収スペクトル測定法の液膜法により測定するとき，波数 2960 cm^{-1}，1350 cm^{-1}，1260 cm^{-1}，1090 cm^{-1}，1020 cm^{-1} 及び 800 cm^{-1} 付近に吸収を認める．

屈折率　n_D^{25}：1.414〜1.424

粘度　400〜800 mm^2/s（第 1 法，25℃）

比重　d_{25}^{25}：0.990〜1.020

純度試験

（1）　溶状　本品 1.0 g に水 20 mL を加えて振り混ぜるとき，液は白濁し，混和しない．

（2）　重金属　本品 1.0 g を磁製るつぼにとり，ゆるく蓋をし，弱く加熱して炭化する．冷後，硝酸 2 mL 及び硫酸 5 滴を加え，白煙が生じなくなるまで注意して加熱した後，500〜600℃ で強熱し，灰化する．冷後，水酸化ナトリウム試液 20 mL を加え，煮沸して溶かす．冷後，酢酸 (31) 1.5 mL を加えて振り混ぜた後，必要ならばろ過し，水 10 mL で洗い，ろ液及び洗液を合わせ，水を加えて 50 mL とする．これを検液とし，試験を行う．比較液は磁製るつぼに硝酸 2 mL 及び硫酸 5 滴をとり，水浴上で蒸発し，更に砂浴上で蒸発乾固する．残留物に水酸化ナトリウム試液 20 mL 及びフェノールフタレイン試液 1 滴を加え，液の赤色が消えるまで酢酸 (31) を加えた後，鉛標準液 2.0 mL，希酢酸 2 mL 及び水を加えて 50 mL とする（20 ppm 以下）．

（3）　低分子ポリエチレングリコール　本品 0.5 g をクロロホルム 10 mL に溶かし，試料溶液とする．別にマクロゴール 400（日局）0.30 g をクロロホルム 100 mL に溶かし，標準溶液とする．これらの液につき，薄層クロマトグラフィーにより試験を行う．試料溶液及び標準溶液 2 μL ずつを薄層クロマトグラフィー用シリカゲルを用いて調製した薄層板にスポットする．次にクロロホルム／メタノール混液（9：1）を展開溶媒として約 10 cm 展開した後，薄層板を風

乾する．これに噴霧用ドラーゲンドルフ試液を均等に噴霧し，乾燥するとき，試料溶液の R_f 値約 0.2 のスポットは，標準溶液から得た R_f 値約 0.2 のスポットより濃くない．

水分　1.0％以下（1 g，直接滴定）．

エチレンオキシド付加量　本品約 0.15 g を精密に量り，100 mL のなす型フラスコに入れ，ヨウ化水素酸 4 mL を加え，冷却管を付ける．冷却管，フラスコ内を炭酸ガスで置換した後，150±5 ℃の油浴中で 90 分間加熱還流する．冷後，ヨウ化カリウム溶液（1 → 10）約 20 mL を用いて冷却管内部を洗い，200 mL の三角フラスコに洗い込み，0.1 mol/L チオ硫酸ナトリウム液で滴定する（指示薬：デンプン試液 1 mL）．同様の方法で空試験を行い，補正する．

0.1 mol/L チオ硫酸ナトリウム液 1 mL ＝ 2.203 mg　C_2H_4O

　エチレンオキシドの付加量は 18.0〜24.0％である．

貯法　容器　気密容器．

投与経路　一般外用剤．

■医薬品添加物各条の部ジメチルポリシロキサン（内服用）の条を次のように改める.

109501　ジメチルポリシロキサン（内服用）

Dimethylpolysiloxane (Oral use)

　　本品は側鎖にメチル基を有するシロキサン結合を骨格とした直鎖状の重合物であり，$CH_3[(CH_3)_2SiO]_nSi(CH_3)_3$ で表され，n は 67〜228 である.

性状　本品は無色澄明の液で，におい及び味はない.

　　本品はジエチルエーテルに極めて溶けやすく，水にほとんど溶けない.

確認試験　本品を乾燥し，赤外吸収スペクトル測定法の液膜法により測定するとき，波数 2960 cm^{-1}，1260 cm^{-1}，1020 cm^{-1} 及び 800 cm^{-1} 付近に吸収を認める.

屈折率　n_D^{25}：1.398〜1.406

粘度　95〜1050 mm^2/s（第 1 法，25℃）.

比重　d_{25}^{25}：0.962〜0.975

純度試験

（1）　重金属　本品 2.0 g をとり，第 2 法により操作し，試験を行う．比較液には鉛標準液 2.0 mL を加える（10 ppm 以下）.

（2）　ヒ素　本品 0.6 g をとり，第 3 法により検液を調製し，試験を行う（3.3 ppm 以下）.

乾燥減量　2.0％以下（1 g，150℃，24 時間）.

貯法　容器　気密容器.

投与経路　経口投与，歯科外用及び口中用.

■医薬品添加物各条の部ジメチルポリシロキサン・二酸化ケイ素混合物の条を次のように改める.

005228　ジメチルポリシロキサン・二酸化ケイ素混合物

Polydimethylsiloxane and Silicon Dioxide Mixture

シリコーン樹脂

本品は主としてジメチルポリシロキサンからなり，二酸化ケイ素を含む.

性状　本品は無色～淡灰色の透明又は半透明の液である.

本品は水，エタノール(95)又はジエチルエーテルにほとんど溶けない.

確認試験　本品につき，赤外吸収スペクトル測定法の液膜法により測定するとき，波数 2960 cm^{-1}，1261 cm^{-1}，1093 cm^{-1}，1022 cm^{-1}及び 800 cm^{-1}付近に吸収を認める.

純度試験

（1）　抽出物試験　本品約 45 g をとり，ヘキサン 600 mL を加えてよく振り混ぜた後，遠心分離管に分取し，遠心分離する．上澄液を分取し，水浴上でヘキサンを減圧留去して得た粘性の液を検液とし，次の試験を行う.

（ⅰ）　屈折率　n_D^{25}：1.400～1.410

（ⅱ）　粘度　95～1100 mm²/s（第 1 法，25℃）.

（ⅲ）　比重　d_{25}^{25}：0.96～1.02

（2）　重金属　本品 2.0 g をとり，第 2 法により操作し，試験を行う．比較液には鉛標準液 2.0 mL を加える（10 ppm 以下）.

（3）　ヒ素　本品 1.0 g をとり，第 3 法により検液を調製し，試験を行う（2 ppm 以下）.

（4）　二酸化ケイ素　本品約 2 g を質量既知の遠心分離管に精密に量り，ヘキサン約 40 mL を加え，かき混ぜてよく分散させた後，毎分 10000 回転で 30 分間遠心分離する．上澄液を静かに傾斜して取り除き，沈殿物にヘキサン約 40 mL を加え，激しくかき混ぜてよく分散させた後，再び前と同様に遠心分離する．上澄液を傾斜して取り除き，残留物を 110℃ で 2 時間乾燥するとき，その量は 3.0～7.0％である.

乾燥減量　2.0％以下（1 g，150℃，24 時間）.

貯法　容器　気密容器.

投与経路　経口投与，一般外用剤.

■医薬品添加物各条の部スチレン・イソプレン・スチレンブロック共重合体の条を次のように改める.

120043 スチレン・イソプレン・スチレンブロック共重合体

Styrene, Isoprene and Styrene Block Copolymer

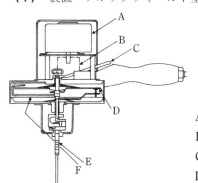

本品はポリスチレン・ポリイソプレン・ポリスチレンの3ブロックよりなる共重合体で,平均分子量は100000〜200000である.

性状 本品は白色〜淡黄色の弾力性のあるペレット状又はクラム状の固体で,においはないか,又は僅かに特異なにおいがある.

本品はテトラヒドロフラン,ジエチルエーテル又はトルエンに溶けやすく,水又はエタノール(95)にほとんど溶けない.

確認試験 本品1gをトルエン10mLに溶かし,その1滴を臭化カリウム窓板に塗布し,溶媒を揮散させ,薄膜とし,赤外吸収スペクトル測定法の薄膜法により測定するとき,波数2960 cm^{-1},2850 cm^{-1},1600 cm^{-1},1452 cm^{-1},1375 cm^{-1}及び837 cm^{-1}付近に吸収を認める.

粘度

(1) 装置 ブルックフィールド型回転粘度計を用いる.

ブルックフィールド型回転粘度計

A:同期電動機　　　　E:ジョイント
B:変速歯車及びクラッチ　F:指針
C:レバー　　　　　　G:浸液マーク
D:目盛板　　　　　　H:ローター

（2）　操作法　本品 50.0 g を共栓三角フラスコにとり，トルエン 150 g に溶かし，気泡を除き，試料溶液とする．試料溶液を測定容器に入れ，約 30℃ に調節した恒温槽に入れ，試料溶液の温度を 30±1℃ とする．粘度計のローターを容器のほぼ中央上に位置させ，ローターに気泡が付着しないように注意しながら標線まで浸せきし，測定する．測定はローター番号 No. 3 を用い，回転数は 10〜60 回転 / 分で選び，1 分間回転させたときの指示計の示す目盛りを読む．粘度は粘度計の示す目盛りの数値に換算乗数を乗じる．測定は 2 回操り返し，その平均値を求めるとき，900〜1700 mPa·s である．

純度試験

（1）　溶状　本品 1.0 g をトルエン 100 mL に溶かすとき，液は無色澄明である．

（2）　溶出物試験　本品 5.0 g をとり，水 80 mL を加え，還流冷却器を付けて 30 分間煮沸する．冷後，抽出液をろ過し，ろ液に水を加えて正確に 100 mL とする．この液を試料溶液として，次の試験を行う．

（ⅰ）　pH　6.0〜9.0

（ⅱ）　塩化物　試料溶液 10 mL をとり，試験を行う．比較液には 0.01 mol/L 塩酸 1.2 mL を加える（0.085％以下）．

（ⅲ）　重金属　試料溶液 20 mL をとり，第 1 法により操作し，試験を行う．比較液には鉛標準液 2.0 mL を加える（20 ppm 以下）．

（ⅳ）　過マンガン酸カリウム還元性物質　試料溶液 25 mL を共栓三角フラスコにとり，0.002 mol/L 過マンガン酸カリウム液 10.0 mL 及び希硫酸 5 mL を加え，3 分間煮沸する．冷後，これにヨウ化カリウム 0.10 g を加えて密栓し，振り混ぜて 10 分間放置した後，0.01 mol/L チオ硫酸ナトリウム液で滴定する（指示薬：デンプン試液 5 滴）．別に空試験液 25 mL を用い，同様に操作するとき，両液の 0.002 mol/L 過マンガン酸カリウム液の消費量の差は 2.0 mL 以下である．

（3）　スチレン　本品 5.0 g を正確に量り，テトラヒドロフラン 50 mL に溶かす．この液にメタノールを加えて正確に 100 mL とし，10 分間激しく振り混ぜた後，遠心分離し，上澄液を試料溶液とする．別にスチレン 0.10 g を正確に量り，メタノールを加えて正確に 100 mL とする．この液 5 mL を正確に量り，メタノールを加えて正確に 100 mL とする．更にこの液 1 mL を正確に量り，テトラヒドロフラン 50 mL を加えて混和し，メタノールを加えて正確に 100 mL とし，標準溶液とする．試料溶液及び標準溶液 100 μL につき，次の条件で液体クロマトグラフィーにより試験を行う．それぞれの液の各々のピーク面積を自動積分法により測定するとき，試料溶液から得たスチレンのピーク面積は，標準溶液のスチレンのピーク面積より大きくない．

　操作条件

　　検出器：紫外吸光光度計（測定波長 268 nm）

　　カラム：内径約 4 mm，長さ約 15 cm のステンレス管に 10 μm の液体クロマトグラフィー用オクタデシルシリル化シリカゲルを充塡する．

　　カラム温度：25℃ 付近の一定温度

　　移動相：水／テトラヒドロフラン混液（1：1）

　　流量：スチレンの保持時間が約 5 分になるように調整する．

　　検出感度：標準溶液 100 μL から得たスチレンのピーク高さが 5 mm 以上になるように調整する．

（4） リチウム　本品 1.0 g をるつぼにとり，450〜500℃ で強熱して灰化する．冷後，0.1 mol/L 塩酸試液 2 mL に溶かし，水 10 mL を加えてガラスろ過器（G4）でろ過する．更にろ液に水を加えて正確に 200 mL とし，試料溶液とする．別に原子吸光光度用リチウム標準液 1.0 mL を正確に量り，水を加えて正確に 100 mL とする．この液 10 mL を正確に量り，0.1 mol/L 塩酸試液 2 mL を加え，更に水を加えて正確に 100 mL とし，標準溶液とする．試料溶液及び標準溶液につき，次の条件で原子吸光光度法により試験を行うとき，試料溶液の吸光度は標準溶液の吸光度より大きくない．

　　使用ガス：可燃性ガス　アセチレン
　　　　　　　　支燃性ガス　空気
　　ランプ：リチウム中空陰極ランプ
　　波長：670.8 nm

乾燥減量　1.0%以下（1 g，105℃，4 時間）．

強熱残分　2.0%以下（1 g）．

貯法　容器　密閉容器．

投与経路　一般外用剤，経皮，その他の外用．

■医薬品添加物各条の部ゼインの条を次のように改める.

107748

ゼイン

Zein

　本品はトウモロコシ *Zea mays* Linné (*Gramineae*) から得たタンパク質の一種である.

　本品は定量するとき，換算した乾燥物に対し，窒素（N：14.01）15.0〜16.2%を含む.

性状　本品は白色〜淡黄色の粉末である.

　本品は水，エタノール(95)又はジエチルエーテルにほとんど溶けない.

　本品は水酸化ナトリウム試液に溶ける.

確認試験

（1）　本品 0.025 g に硝酸 1 mL を加えて激しく振り混ぜるとき，液は明るい黄色を呈する．更にアンモニア試液 10 mL を加えるとき，液は橙色に変わる.

（2）　本品 0.1 g を水酸化ナトリウム試液 10 mL に溶かし，硫酸銅(Ⅱ)試液 1 滴を加えるとき，液は紫色を呈する.

純度試験

（1）　溶状　本品を微細の粉末としたもの 0.10 g に希水酸化ナトリウム試液 1 mL 及び冷水 5 mL を加え，冷水中で振り混ぜながら溶かし，冷水を加えて 50 mL とした後，速やかに観察するとき，液はほとんど澄明である.

（2）　重金属　本品 2.0 g をとり，第 2 法により操作し，試験を行う．比較液には鉛標準液 2.0 mL を加える（10 ppm 以下）.

（3）　ヒ素　本品 1.0 g に硫酸カリウム 0.5 g 及び無水炭酸ナトリウム 3 g を加えて混合し，あらかじめ赤熱したるつぼに注意して少量ずつ入れ，反応が終わるまで強熱する．冷後，残留物に希硫酸 10 mL を加え，5 分間煮沸した後，ろ過し，残留物を水 10 mL で洗い，洗液をろ液に合わせ，白煙が発生するまで加熱濃縮して 5 mL とする．これを検液とし，試験を行う（2 ppm 以下）.

乾燥減量　9.0%以下（1 g，100℃，恒量）.

灰分　0.5%以下（1 g，生薬試験法の灰分の項を準用する）.

定量法　本品約 0.02 g を精密に量り，窒素定量法により試験を行う.

$$0.005 \text{ mol/L 硫酸 1 mL} = 0.1401 \text{ mg　N}$$

貯法　容器　密閉容器.

投与経路　経口投与.

■医薬品添加物各条の部セタノール・ポリソルベート 60 混合ワックスの条を次のように改める．

122115　**セタノール・ポリソルベート 60 混合ワックス**

Cetanol and Polysorbate 60 Mixed Wax

　　本品はセタノール（日局）及び「ポリソルベート 60」の混合物（4：1）である．

性状　本品は白色～淡黄色のろうよう物質で，僅かに特異なにおいがある．

　　本品はエタノール(95)，酢酸（100）又はトルエンに溶けやすく，ジエチルエーテルにやや溶けにくく，シクロヘキサンに極めて溶けにくく，水にほとんど溶けない．

確認試験

（1）　本品 0.5 g に水 10 mL 及びチオシアン酸アンモニウム・硝酸コバルト（Ⅱ）試液 5 mL を加えてよく振り混ぜ，更にトルエン 5 mL を加え，振り混ぜて遠心分離するとき，トルエン層は青色を呈する．

（2）　本品 0.5 g に水 10 mL を加えて振り混ぜ，臭素試液 5 滴を加えるとき，試液の色は消えない．

pH　本品 3.0 g に水 100 mL を加えて 1 分間煮沸し，冷却した液の pH は 5.4～7.0 である．

融点　47～51℃（第 3 法）．

酸価　1.8 以下．

けん化価　7.5～15

ヨウ素価　2.0 以下．ただし，シクロヘキサンの代わりにシクロヘキサン／酢酸（100）混液（9：1）を用いる．

純度試験　重金属　本品 1.0 g をとり，第 2 法により操作し，試験を行う．比較液には鉛標準液 2.0 mL を加える（20 ppm 以下）．

水分　2.0％以下（1 g，直接滴定）．

強熱残分　0.10％以下（2 g）．

貯法　容器　気密容器．

投与経路　一般外用剤，直腸腟尿道適用．

■医薬品添加物各条の部セタノール・モノステアリン酸ポリエチレングリコール混合ワックスの条を次のように改める.

120330　セタノール・モノステアリン酸ポリエチレングリコール混合ワックス

Cetanol and Polyethyleneglycol Monostearate Mixed Wax

　本品はセタノール（日局）及び「モノステアリン酸ポリエチレングリコール」の混合物（4：1）である.

性状　本品は白色〜淡黄白色の薄片又は固体で，僅かに特異なにおいがある.

　本品は酢酸（100）又はトルエンに溶けやすく，エタノール(95)にやや溶けやすく，ジエチルエーテル又はシクロヘキサンに極めて溶けにくく，水にほとんど溶けない.

確認試験

（1）　本品 0.5 g に水 10 mL 及びチオシアン酸アンモニウム・硝酸コバルト（Ⅱ）試液 5 mL を加えてよく振り混ぜ，更にトルエン 5 mL を加え，振り混ぜて遠心分離するとき，トルエン層は青色を呈する.

（2）　本品 0.5 g に水 10 mL を加えて振り混ぜ，臭素試液 5 滴を加えるとき，試液の色は消えない.

pH　本品 3.0 g に水 100 mL を加えて 1 分間煮沸し，冷却した液の pH は 5.0〜7.0 である.

融点　47〜55℃（第 3 法）. ただし，温度計に付着した試料は 16℃ 以下の水に浸さずに放冷する.

酸価　2.0 以下.

けん化価　7 〜15

ヨウ素価　2.0 以下. ただし，シクロヘキサンの代わりにシクロヘキサン／酢酸（100）混液（9：1）を用いる.

純度試験　重金属　本品 1.0 g をとり，第 2 法により操作し，試験を行う. 比較液には鉛標準液 2.0 mL を加える（20 ppm 以下）.

水分　2.0％以下（1 g, 直接滴定）.

強熱残分　0.30％以下（1 g）.

貯法　容器　気密容器.

投与経路　一般外用剤.

■医薬品添加物各条の部セトステアリルアルコール・セトステアリル硫酸ナトリウム混合物の条を次のように改める.

120044   セトステアリルアルコール・セトステアリル硫酸ナトリウム混合物

Cetostearyl Alcohol and Sodium Cetostearyl Sulfate Mixture

本品は定量するとき，セトステアリルアルコール88.0％以上及びセトステアリル硫酸ナトリウム（平均分子量：358.52）7.0％以上を含む.

性状　本品は白色～淡黄色の板状，りん片状又は粒状のろうようの物質で，僅かに特異なにおいがある.

本品はエタノール(95)にやや溶けにくく，水又はジエチルエーテルにほとんど溶けない.

確認試験

（1）　本品0.05gに温湯10mLを加え，強く振り混ぜるとき，泡だち，これは約30分間持続する.

（2）　本品0.3gにエタノール（99.5）20mLを加え，振り混ぜながら水浴上で加熱し，直ちにろ過する. ろ液を加熱してエタノールを留去した後, 残留物に水7mL及び希塩酸3mLを加え，内容物が半量になるまで水浴上で加熱濃縮する. 冷後，固化したセトステアリルアルコールをろ過して除く. ろ液に塩化バリウム試液1mLを加えるとき，白色の沈殿を生じ，希塩酸を追加しても沈殿は溶けない.

（3）　本品はナトリウム塩の定性反応（1）を呈する.

純度試験

（1）　酸又はアルカリ　本品0.5gにエタノール(95)20mLを加え，振り混ぜながら水浴上で加温し，フェノールフタレイン試液0.1mLを加えるとき，液は赤色を呈しない. この液に更に0.1mol/L水酸化ナトリウム液0.10mLを追加するとき，液は赤色を呈する.

（2）　重金属　本品1.0gをとり，第2法により操作し，試験を行う. 比較液には鉛標準液2.0mLを加える（20ppm以下）.

定量法

（1）　セトステアリルアルコール　本品約2gを精密に量り，ジエチルエーテル／石油エーテル混液（1：1）50mLに溶かし，エタノール(95)15mL及び水10mLを加え，振り混ぜた後, ジエチルエーテル・石油エーテル層を分取する. 更に水・エタノール層をジエチルエーテル／石油エーテル混液（1：1）10mLずつで2回抽出する. 全ジエチルエーテル・石油エーテル層を合わせ，トラガント末0.1gを加えて脱水した後, 脱脂綿を用いてろ過し，少量のジエチルエーテル／石油エーテル混液（1：1）で洗い，洗液をろ液に合わせる. 水浴上で加温して溶媒を留去した後，残留物を100～105℃で1時間乾燥し，その質量を精密に量り，セトステアリルアルコールの量とする.

（2）　セトステアリル硫酸ナトリウム　本品約1gを精密に量り，クロロホルム25mLを加え，

よく振り混ぜる．これに希硫酸 8 mL，水 50 mL 及びメチルイエロー試液 0.4 mL を加えた後，35℃ に加温し，強くかき混ぜながら，0.01 mol/L セチルピリジニウム塩化物一水和物液で液が黄色を呈するまで滴定する．

　　0.01 mol/L セチルピリジニウム塩化物一水和物液 1 mL

　　　＝ 3.585 mg　セトステアリル硫酸ナトリウム

貯法　容器　気密容器．

投与経路　一般外用剤．

■医薬品添加物各条の部セトステアリルアルコール・ラウリル硫酸ナトリウム混合物の条を次のように改める.

120045
セトステアリルアルコール・ラウリル硫酸ナトリウム混合物

Cetostearyl Alcohol and Sodium Lauryl Sulfate Mixture

本品はセトステアリルアルコールとラウリル硫酸ナトリウムの混合物である.

本品は定量するとき, セトステアリルアルコール 88.0 ％以上及びラウリル硫酸ナトリウム（$C_{12}H_{25}NaO_4S：288.38$）9.0〜11.0 ％を含む.

性状 本品は白色〜微帯青黄色の粉末又は顆粒状で, 僅かに特異なにおいがある.

本品はエタノール(95)に溶けにくく, ジエチルエーテルに極めて溶けにくく, 水にほとんど溶けない.

確認試験

（1） 本品 1 g に水 100 mL を加え, 85℃ 付近の水浴中で加熱するとき, 不透明なゼリー状を呈し, 更に温湯 50 mL を加え, これを振り混ぜるとき, 泡立つ.

（2） ベンゼトニウム塩化物溶液（1 → 1000） 2 mL にブロモフェノールブルー溶液（1 → 2000） 0.2 mL 及び水酸化ナトリウム試液 0.5 mL の混液を加えるとき, 液は青色を呈し, クロロホルム 4 mL を加えて激しく振り混ぜるとき, その青色はクロロホルム層に移る. このクロロホルム層を分取し, 振り混ぜながら（1）で得た不透明ゼリー状溶液を滴加するとき, クロロホルム層は無色となる.

融点 48〜52℃

けん化価 1.0 以下 （20 g）.

不けん化物 本品約 5 g を精密に量り, 水酸化カリウム 1.5 g 及びエタノール (95) 30 mL を加え, 還流冷却器を付け, 水浴上で時々振り混ぜながら 30 分間加熱する. 冷却した後, 水 30 mL 及びジエチルエーテル 30 mL を加え, 20 回強く振り混ぜる. 静置した後, ジエチルエーテル層を分取する. 下層にジエチルエーテル 30 mL を加え, 同様に操作し, ジエチルエーテル層を先のジエチルエーテル層に合わせ, フェノールフタレイン試液 2 滴によって淡赤色を呈しなくなるまで水 30 mL ずつで洗い, 水浴上でジエチルエーテルを留去し, 次に 105℃ で 30 分間乾燥し, 質量を量るとき, その量は 88〜92 ％である.

ヨウ素価 3.0 以下.

純度試験

（1） 酸又はアルカリ 本品 20.0 g にジエチルエーテル 40 mL 及び中和エタノール 75 mL の混液を加え, 穏やかに加温して均一な溶液とし, フェノールフタレイン試液 2 滴を加え, 0.1 mol/L 水酸化ナトリウム液で滴定するとき, その消費量は 1.0 mL 以下である. また, 本品 5.0 g に温中和エタノール 25 mL を加えて分散し, フェノールフタレイン試液 0.5 mL を加えるとき, 液は赤色を呈しない.

（2）　重金属　本品 1.0 g をとり，500〜600℃ で強熱した後，塩酸 2 mL 及び硝酸 0.5 mL を加えて水浴上で蒸発乾固する．残留物に希酢酸 2 mL 及び水を加えて 50 mL とする．これを検液とし，試験を行う．比較液は検液の調製と同量の試薬を用いて同様に操作し，鉛標準液 2.0 mL，希酢酸 2 mL 及び水を加えて 50 mL とする（20 ppm 以下）．

乾燥減量　4.0% 以下（1 g，105℃，6 時間）．

定量法

（1）　セトステアリルアルコール　本品約 2 g を精密に量り，ジエチルエーテル／石油エーテル混液（1：1）50 mL に溶かし，エタノール（95）15 mL 及び水 10 mL を加え，振り混ぜた後，ジエチルエーテル・石油エーテル層を分取する．更に水・エタノール層をジエチルエーテル／石油エーテル混液（1：1）10 mL ずつで 2 回抽出する．全ジエチルエーテル・石油エーテル層を合わせ，トラガント末 0.1 g を加えて脱水した後，脱脂綿を用いてろ過し，少量のジエチルエーテル／石油エーテル混液（1：1）で洗い，洗液をろ液に合わせる．水浴上で加温して溶媒を留去した後，残留物を 100〜105℃ で 1 時間乾燥し，その質量を精密に量り，セトステアリルアルコールの量とする．

（2）　ラウリル硫酸ナトリウム　本品約 1 g を精密に量り，水に溶かし，1000 mL とし，試料溶液とする．試料溶液 10 mL を 100 mL の共栓付きメスシリンダーにとり，酸性メチレンブルー試液 25 mL，クロロホルム 15 mL 及び水 20 mL を加え，0.004 mol/L ベンゼトニウム塩化物液で滴定する．滴定は初め 1 mL ずつを加え，毎回栓をして激しく振り混ぜた後，静置する．2 層の分離が早くなるに従い，毎回の滴定量を減らし，終点近くでは，注意しながら 1 滴ずつ滴加し，その消費量を a（mL）とする．ただし，滴定の終点は白色の背景を用い，両層の青色が同一となったときとする．別に水 30 mL を 100 mL の共栓付きメスシリンダーにとり，酸性メチレンブルー試液 25 mL 及びクロロホルム 15 mL を加え，試料溶液で滴定する．ただし，滴定は注意しながら 1 滴ずつ滴加し，その終点は前と同様に両層の青色が同一となったときとする．試料溶液の消費量 b（mL）を求め，次の式によって 0.004 mol/L ベンゼトニウム塩化物液の量を補正する．

$$\text{補正された 0.004 mol/L ベンゼトニウム塩化物液の量} = a \times \frac{10}{10 - b}$$

$$0.004\ \text{mol/L ベンゼトニウム塩化物液 1 mL} = 0.004 \times 288.4\ \text{mg}\quad C_{12}H_{25}NaO_4S$$

貯法　容器　気密容器．

投与経路　一般外用剤．

■医薬品添加物各条の部セバシン酸ジイソプロピルの条を次のように改める.

110240 <h1>セバシン酸ジイソプロピル</h1>

<h2>Diisopropyl Sebacate</h2>

本品は主として2−プロパノールのセバシン酸ジエステル（$C_{16}H_{30}O_4$：286.41）からなる.

性状 本品は無色澄明の油状の液で，においはないか，又は僅かに特異なにおいがある.

本品はエタノール(95)に溶けやすく，ジエチルエーテルに溶けにくく，水に極めて溶けにくい.

確認試験 本品につき，赤外吸収スペクトル測定法の液膜法により測定するとき，波数2930 cm^{-1}，2860 cm^{-1}，1730 cm^{-1}，1470 cm^{-1}及び1180 cm^{-1}付近に吸収を認める.

屈折率 n_D^{20}：1.433〜1.435

比重 d_{20}^{20}：0.930〜0.940

酸価 1.0以下.

エステル価 380〜400

純度試験

（1）重金属 本品1.0 g をとり，第2法により操作し，試験を行う. 比較液には鉛標準液2.0 mL を加える（20 ppm 以下）.

（2）ヒ素 本品1.0 g をとり，第3法により検液を調製し，試験を行う（2 ppm 以下）.

強熱残分 0.10％以下（3 g）.

貯法 容器 気密容器.

投与経路 一般外用剤.

■医薬品添加物各条の部セバシン酸ジエチルの条を次のように改める.

110241　　　　　　　# セバシン酸ジエチル

Diethyl Sebacate

　　本品は主としてエタノールのセバシン酸ジエステル（$C_{14}H_{26}O_4$：258.35）からなる.

性状　本品は無色澄明の液で，僅かに特異なにおいがある.

　　本品はエタノール(95)，ジエチルエーテル又はシクロヘキサンと混和し，水にほとんど溶けない.

確認試験　本品につき，赤外吸収スペクトル測定法の液膜法により測定するとき，波数2930 cm^{-1}, 1735 cm^{-1}, 1375 cm^{-1}, 1180 cm^{-1}及び1035 cm^{-1}付近に吸収を認める.

屈折率　n_D^{20}：1.435〜1.437

比重　d_{20}^{20}：0.958〜0.968

酸価　0.5 以下.

エステル価　420〜440

ヨウ素価　0.5 以下.

純度試験

　（1）　重金属　本品1.0 gをとり，第2法により操作し，試験を行う.比較液には鉛標準液2.0 mLを加える（20 ppm 以下）.

　（2）　ヒ素　本品1.0 gをとり，第3法により検液を調製し，試験を行う（2 ppm 以下）.

強熱残分　0.10％以下（1 g）.

貯法　容器　気密容器.

投与経路　一般外用剤，舌下適用，歯科外用及び口中用.

■医薬品添加物各条の部直鎖アルキルベンゼンの条を次のように改める.

111969　　　# 直鎖アルキルベンゼン

Linear Alkylbenzene

ソフトアルキルベンゼン

本品は直鎖系アルキルベンゼンでアルキル基の炭素数 10〜14 を主成分とし，平均分子量は約 243 である．

性状　本品は無色澄明の液で，においはない．

本品はエタノール(95)又はジエチルエーテルに溶けやすく，水にほとんど溶けない．

屈折率　n_D^{20}：1.470〜1.490

比重　d_{20}^{20}：0.850〜0.880

臭素価　本品 10.0 g を精密に量り，トルエンを加えて正確に 50 mL とした後，氷水で冷却して 0 〜5 ℃ とし，0.025 mol/L 臭素液で滴定する（電位差滴定法，白金電極）．同様の方法で空試験を行い，補正するとき，その値は 0.02 以下である．

$$臭素価　（g/100 g）＝\frac{(A-B)×3.995}{試料採取量　（g）}$$

ただし，A：試料の滴定に要した 0.025 mol/L 臭素液の消費量（mL）

B：空試験の滴定に要した 0.025 mol/L 臭素液の消費量（mL）

水分　0.01 g/dL 以下（20 mL，直接滴定）．

蒸留試験　275〜325℃，95 vol％以上．

貯法

保存条件　遮光して，火気を避けて保存する．

容器　気密容器．

投与経路　殺虫剤．

■医薬品添加物各条の部乳糖・結晶セルロース球状顆粒の条を次のように改める.

531010　**乳糖・結晶セルロース球状顆粒**

Lactose and Microcrystalline Cellulose Spheres

　本品は乳糖水和物（日局）及び結晶セルロース（日局）を球形の顆粒状に製したものである.

　本品を乾燥したものは定量するとき，乳糖 60.0〜80.0％及び結晶セルロース 20.0〜40.0％を含む.

性状　本品は白色〜微黄白色の粒で，においはなく，味は僅かに甘い.

確認試験

（1）　本品を粉末とし，その 35 mg に薄めたメタノール（3→5）を加えて 50 mL とし，30 分間振り混ぜ，ろ過し，試料溶液とする. 別に乳糖一水和物 25 mg に薄めたメタノール（3→5）を加えて溶かして 50 mL とし，標準溶液（1）とし，更にブドウ糖，乳糖一水和物，果糖及び白糖 25 mg ずつに薄めたメタノール（3→5）を加えて溶かして 50 mL とし，標準溶液（2）とする. これらの液につき，薄層クロマトグラフィーにより試験を行う. 試料溶液，標準溶液（1）及び（2）2 μL ずつを薄層クロマトグラフィー用シリカゲルを用いて調製した薄層板にスポットし，完全に乾燥させる. 次に 1,2−ジクロロエタン／酢酸（100）／メタノール／水混液（10：5：3：2）を展開溶媒として約 15 cm 展開し，薄層板を温風乾燥し，直ちに新しい展開溶媒で展開を繰り返した後，薄層板を温風乾燥する. これにチモール 0.5 g をエタノール（95）／硫酸混液（19：1）100 mL に溶かした液を均等に噴霧した後，130℃ で 10 分間加熱するとき，試料溶液から得た主スポットは標準溶液（1）から得た主スポットと色調及び R_f 値が等しい. また標準溶液（2）から得た 4 つのスポットはそれぞれ明確に識別できる.

（2）　本品を粉末とし，その約 2 g をとり，熱湯 28 mL を加えて振り混ぜた後，ガラスろ過器（G4）でろ過する. ろ過器上の残留物を更に熱湯 5 mL で洗浄した後，乾燥し，粉末とする. 粉末 1 mg をとり，リン酸 1 mL を加え，水浴上で 30 分間加熱する. 次にカテコールのリン酸溶液（1→500）4 mL を加えて 30 分間加熱するとき，液は赤色を呈する.

純度試験

（1）　重金属　本品 4.0 g をとり，第 2 法により操作し，試験を行う. 比較液には鉛標準液 2.0 mL を加える（5 ppm 以下）.

（2）　ヒ素　本品 1.0 g をとり，第 3 法により検液を調製し，試験を行う. ただし，硝酸マグネシウム六水和物のエタノール（95）溶液（1→50）10 mL を加えた後，過酸化水素（30）1.5 mL を加え，点火して燃焼させる（2 ppm 以下）.

乾燥減量　5.0％以下（1 g，80℃，2 時間）.

水分　9.0％以下（0.3 g，直接滴定）.

強熱残分　0.10％以下（2 g）.

定量法

（1）　乳糖　本品を粉末とした後，乾燥し，その約 1.0 g を精密に量り，希アンモニア試液 5 mL

を加え，15分間振り混ぜる．これを遠心分離し，上澄液を20 mLのメスフラスコに移す．残留物に希アンモニア試液5 mLを加えて振り混ぜた後，同様に遠心分離し，上澄液を先の20 mLのメスフラスコに合わせる．残留物を希アンモニア試液5 mLで洗浄，ろ過し，ろ液を先の20 mLメスフラスコに合わせ，希アンモニア試液を加えて正確に20 mLとし，必要ならばメンブランフィルターでろ過し，試料溶液とする．別に，乳糖一水和物を80℃で2時間乾燥し，その約1.0 gを精密に量り，希アンモニア試液を加えて溶かし正確に20 mLとした後，5分間放置し，標準溶液とする．試料溶液及び標準溶液につき，旋光度測定法により25±1℃，層長100 mmで旋光度 α_D を測定し，以下の式により乳糖の含量を求める．

$$乳糖含量（\%）＝\frac{試料溶液の旋光度\,\alpha_D}{標準溶液の旋光度\,\alpha_D}\times\frac{乳糖一水和物の採取量（mg）}{試料採取量（mg）}\times100$$

（2）　結晶セルロース　本品を粉末とした後，乾燥し，その約0.3 gを精密に量り，熱湯20 mLを加え，10分間かき混ぜる．これをろ過し，残留物に熱湯約50 mLを徐々に加えて洗浄した後，残留物を25 mLの水で300 mLのコニカルビーカーに移す．これに $\frac{1}{12}$ mol/L二クロム酸カリウム液50 mLを正確に加えた後，硫酸100 mLを徐々に加え，ヒーターで加熱し，沸騰し始めたら加熱を止め，室温で15分間放置し，次いで水浴中で冷却した後，メスフラスコに移し，水浴中で20℃に冷却しながら水を加え，正確に250 mLとする．この液50 mLを正確にコニカルビーカーにとり，残存する過量の二クロム酸カリウムを0.1 mol/L硫酸アンモニウム鉄（Ⅱ）液でゆっくり滴定する（電位差滴定法）．別に同様の方法で空試験を行い，試料に要した0.1 mol/L硫酸アンモニウム鉄（Ⅱ）液の量を A mL，空試験に要した量を B mLとする．

$$0.1\,mol/L\,硫酸アンモニウム鉄（Ⅱ）液\,1\,mL＝0.6755\,mg\quad結晶セルロース$$

$$結晶セルロースの含量（\%）＝(B-A)\times f\times\frac{0.6755}{W}\times\frac{250}{50}\times100$$

f：0.1 mol/L硫酸アンモニウム鉄（Ⅱ）液のファクター

W：試料採取量（mg）

貯法　容器　気密容器．

投与経路　経口投与．

■医薬品添加物各条の部白糖・デンプン球状顆粒の条を次のように改める．

111970 ## 白糖・デンプン球状顆粒

Sucrose and Starch Spheres

　本品は精製白糖（日局）及びトウモロコシデンプン（日局）又はバレイショデンプン（日局）の造粒物である．

　本品を乾燥したものは定量するとき，ショ糖（$C_{12}H_{22}O_{11}$：342.30）62.5～91.5％を含む．

　本品は使用されているデンプンの別を表示する．

性状　本品は白色の球状顆粒で，においはなく，味はやや甘い．

確認試験

　表示に基づき，使用されているデンプンがトウモロコシデンプンであるとき，確認試験（1），（2），（3），（5）及び（6）を試験し，また使用されているデンプンがバレイショデンプンであるとき，確認試験（1），（2），（4），（5）及び（6）を試験する．

（1）　定量法で得たろ液 0.13 mL 及び白糖 10 mg ずつに薄めたメタノール（3→5）をそれぞれ加えて 20 mL とし，試料溶液及び標準溶液（a）とする．別にブドウ糖，乳糖一水和物，果糖及び白糖 10 mg ずつに薄めたメタノール（3→5）を加えて 20 mL とし，標準溶液（b）とする．これらの液につき，薄層クロマトグラフィーにより試験を行う．試料溶液，標準溶液（a）及び（b）2 μL ずつを薄層クロマトグラフィー用シリカゲルを用いて調製した薄層板にスポットし，完全に乾燥させる．次に 1,2－ジクロロエタン／酢酸（100）／メタノール／水混液（10：5：3：2）を展開溶媒として約 15 cm 展開し，薄層板を温風乾燥し，直ちに新しい展開溶媒で展開を繰り返した後，薄層板を温風乾燥する．これにチモール 0.5 g をエタノール（95）／硫酸混液（19：1）100 mL に溶かした液を均等に噴霧した後，130℃ で 10 分間加熱するとき，試料溶液から得た主スポットは標準溶液（a）から得た主スポットと同様の位置，色及び大きさである．また，標準溶液（b）から得た 4 つのスポットはそれぞれ明確に識別できる．

（2）　定量法で得たろ液 7 mL に水を加えて 100 mL とする．この液 5 mL をとり，新たに調製した硫酸銅（Ⅱ）試液 0.15 mL 及び新たに調製した 2 mol/L 水酸化ナトリウム試液 2 mL を加えるとき，液は青色澄明で，煮沸後も変わらない．この溶液に希塩酸 4 mL を加えて煮沸し，2 mol/L 水酸化ナトリウム試液 4 mL を加えるとき，直ちに橙色の沈殿を生じる．

（3）　定量法で得た残留物をエタノール（95）30 mL で洗い，105℃ で 2 時間乾燥し，水／グリセリン混液（1：1）を加え光学顕微鏡を用いて検鏡するとき，通例，直径 2～23 μm の不規則な多面角の粒又は 25～35 μm の不規則な円形又は球形の粒を認める．へそは，明瞭な空洞又は 2～5 つの放射状の裂け目となり，同心性の筋はない．交叉した偏光プリズム間では，へそで交叉する明瞭な黒い十字を示す．

（4）　定量法で得た残留物をエタノール（95）30 mL で洗い，105℃ で 2 時間乾燥し，水／グリセリン混液（1：1）を加え光学顕微鏡を用いて検鏡するとき，通例，直径 30～100 μm，しばしば 100 μm 以上の大きさで形が不ぞろいの卵球形又は西洋ナシ形の粒又は 10～35 μm の大き

さの円形の粒を認める．まれに，2～4個の粒から成る複粒を認める．卵球形又は西洋ナシ形の粒には偏心性のへそがあり，円形の粒には非中心性又は僅かに偏心性のへそがある．すべての粒子は顕著な層紋を認める．交叉した偏光プリズム間では，へそで交叉する明瞭な黒い十字を示す．

（5）　定量法で得た残留物をエタノール（95）30 mL で洗い，105℃ で2時間乾燥し，その1 g に水50 mL を加えて1分間煮沸し，放冷するとき，薄く白濁したのり状の液となる．

（6）　（5）ののり状の液1 mL に薄めたヨウ素試液（1→10）0.05 mL を加えるとき，橙赤色〜暗青紫色を呈し，加熱するとき，消える．

乾燥減量　5.0％以下（10 g，105℃，4時間）．

定量法　本品を粉末とした後，乾燥し，その約10 g を精密に量り，水50 mL を加えて30分間振り混ぜる．これをガラスろ過器（G4）を用いてろ過し，水約30 mL で洗い，ろ液及び洗液を合わせ，水を加えて正確に100 mL とする．

　この液につき，旋光度測定法により 20±1℃，層長 100 mm で旋光度 α_D を測定し，以下の式によりショ糖の含量を求める．

$$\text{ショ糖含量（\%）} = \frac{\dfrac{\alpha}{W}}{66.5} \times 100$$

　　α：偏光面を回転した角度．

　　W：試料の量（g）$\times \dfrac{1}{100}$

　　66.5：ショ糖の比旋光度 $[\alpha]_D^{20}$

貯法　容器　密閉容器．

投与経路　経口投与．

■医薬品添加物各条の部ヒドロキシプロピルメチルセルロース2910・酸化チタン・マクロゴール400混合物の条を次のように改める.

122106 ヒドロキシプロピルメチルセルロース 2910・酸化チタン・マクロゴール 400 混合物

Hydroxypropylmethylcellulose 2910, Titanium Dioxide and Macrogol 400 Mixture

本品はヒプロメロース（日局）, 酸化チタン（日局）及びマクロゴール（日局）の混合物である.

本品を乾燥したものは定量するとき, ヒプロメロース由来のメトキシ基（－OCH_3：31.03）17.0〜19.0％, ヒドロキシプロポキシ基（－OC_3H_6OH：75.09）4.0〜7.5％を含むほか, 酸化チタン（TiO_2：79.87）28.0〜34.5％及びマクロゴール 400 5.5〜7.0％を含む.

性状 本品は白色の粉末で, においはないか, 又は僅かに特異なにおいがある.

確認試験

（1） 本品 1.5 g に熱湯 100 mL を加え, かき混ぜながら室温に冷却し, ろ過し, ろ液 5 mL にアントロン試液 8 mL を穏やかに加えるとき, 境界面は青色〜青緑色を呈する.

（2） 本品 0.1 g をるつぼにとり, 初めは弱く注意しながら加熱し, 徐々に強熱して灰化する. 冷後, 残留物に硫酸 1 mL を加え, 白煙が発生するまで加熱し, 更に 5 分間加熱する. 冷後, 注意して水を加えて 50 mL とし, ろ過する. ろ液 2 mL に L－アスコルビン酸溶液（1 → 10）1 mL 及びジアンチピリルメタン試液 2 mL を加えるとき, 液は黄色〜黄赤色を呈する.

（3） 本品 0.05 g にジエチルエーテル 2 mL を加え, 激しく振り混ぜた後, 遠心分離し, 上澄液を試料溶液とする. 別に希塩酸 2 mL, 塩化バリウム試液 1 mL 及びリンモリブデン酸 *n* 水和物溶液（1 → 10）1 mL を混和し, 試料溶液を静かに加え, 60 分間放置するとき, 下層に黄緑色の沈殿を生じる.

乾燥減量 5.0％以下（1 g, 105℃, 2 時間）.

定量法

（1） ヒドロキシプロピルメチルセルロース 2910 及びマクロゴール 400

（ⅰ） 装置

分解瓶：5 mL のガラス製耐圧ねじ口瓶で, 底部の内側が円すい状となっており, 外径 20 mm, 首部までの高さが 50 mm, 高さ約 30 mm までの容積が 2 mL で, 栓は耐熱性樹脂製, 内栓又はシールはフッ素樹脂製のもの.

加熱器：厚さ 60〜80 mm の角型金属アルミニウム製ブロックに直径 20.6 mm, 深さ 32 mm の穴をあけたもので, ブロック内部の温度を±1℃ の範囲で調節できる構造を有するもの.

（ⅱ） 操作法

本品を乾燥し, その約 0.032 g を精密に量り, 分解瓶に入れ, アジピン酸 0.065 g, 内標準溶液 1.0 mL 及びヨウ化水素酸 2.0 mL を加え, 密栓し, その質量を精密に量る. 分解瓶を 30 秒間振

り混ぜた後，加熱器を用い，150℃で5分ごとに振り混ぜながら，60分間加熱し，更に60分間加熱を続ける．冷後，その質量を精密に量り，減量が10 mg以下のものの上層を試料溶液とする．別にアジピン酸0.065 g，内標準溶液1.0 mL及びヨウ化水素酸2.0 mLを分解瓶にとり，密栓し，その質量を精密に量り，定量用ヨウ化イソプロピル8 μLを加え，その質量を精密に量り，同様にして定量用ヨードメタン23 μLを加え，その質量を精密に量る．分解瓶を30秒間振り混ぜた後，上層を標準溶液（1）とする．試料溶液及び標準溶液（1）2 μLにつき，次の条件でガスクロマトグラフィーにより試験を行う．試料溶液の内標準物質のピーク面積に対するヨードメタン，ヨードエタン及びヨウ化イソプロピルのピーク面積の比Q_{Ta}, Q_{Tb}及びQ_{Tc}並びに標準溶液（1）の内標準物質のピーク面積に対するヨードメタン及びヨウ化イソプロピルのピーク面積の比Q_{Sa}及びQ_{Sc}を求める．

　別に定量用マクロゴール400約2 mgを精密に量り，以下試料溶液と同様に操作し，標準溶液（2）とし，内標準物質のピーク面積に対するヨードエタンのピーク面積の比Q_{Sb}を求める．

$$メトキシ基（CH_3O）の量（\%）＝\frac{Q_{Ta}}{Q_{Sa}}×\frac{W_{Sa}}{試料の量（mg）}×21.864$$

$$ヒドロキシプロポキシ基（C_3H_7O_2）の量（\%）＝\frac{Q_{Tc}}{Q_{Sc}}×\frac{W_{Sc}}{試料の量（mg）}×44.17$$

W_{Sa}：標準溶液（1）中のヨードメタンの量（mg）

W_{Sc}：標準溶液（1）中のヨウ化イソプロピルの量（mg）

$$本品中のマクロゴール400の量（\%）＝\frac{Q_{Tb}}{Q_{Sb}}×\frac{W_{Sb}}{試料の量（mg）}×100$$

W_{Sb}：定量用マクロゴール400の量（mg）

内標準溶液　n－オクタンのo－キシレン溶液（1→50）

操作条件

　　検出器：水素炎イオン化検出器

　　カラム：内径約3 mm，長さ約3 mのガラス管にガスクロマトグラフィー用メチルシリコーンポリマーを180〜250 μmのガスクロマトグラフィー用ケイソウ土に20％の割合で被覆させたものを充填する．

　　カラム温度：100℃付近の一定温度

　　キャリヤーガス：窒素

　　流量：内標準物質の保持時間が6〜7分になるように調整する．

　　カラムの選定：標準溶液（1）及び標準溶液（2）2 μLずつにつき，上記の条件で操作するとき，ヨードメタン，ヨードエタン，ヨウ化イソプロピル及び内標準物質の順に流出し，それぞれのピークが完全に分離するものを用いる．

（2）　酸化チタン　本品を乾燥し，その約0.1 gを精密に量り，るつぼに入れ，初めは弱く注意しながら加熱し，徐々に強熱して灰化する．冷後，残留物に無水硫酸ナトリウム1 g，水2 mL及び硫酸2 mLを加え，液が黄色澄明になるまで穏やかに加熱する．冷後，るつぼの内容物を薄めた硫酸（1→4）20 mLで加温して洗い込み，更に水で数回洗った後，水を加えて正確に100 mLとし，試料溶液とする．別にチタン標準原液10 mLを正確に量り，水を加えて正確に50 mLとし，チタン標準溶液とする．試料溶液及び標準溶液10 mLずつを正確に量り，薄めた硫酸（1

→2）10 mL，薄めたリン酸（1→2）10 mL 及び水 50 mL を加えた後，更に過酸化水素試液 5 mL を加え，水を加えて正確に 100 mL とし，よく振り混ぜ，5 分間放置する．これらの液につき，水を対照とし，紫外可視吸光度測定法により試験を行う．試料溶液及び標準溶液から得たそれぞれの液の波長 400 nm における吸光度 A_T 及び A_S を測定する．

試料中の酸化チタン（TiO_2）の量（％）

$$=\text{チタン標準溶液の濃度(ppm)} \times \frac{A_T}{A_S} \times \frac{1.668}{\text{試料の量（g）}} \times 0.01$$

$$1.668：\frac{\text{酸化チタン（}TiO_2\text{）の分子量}}{\text{チタン（}Ti\text{）の原子量}}$$

貯法　容器　気密容器．

投与経路　経口投与．

■医薬品添加物各条の部フィチン酸の条を次のように改める.

502121

フィチン酸

Phytic Acid

本品は米ぬかなどから得られたイノシトールのヘキサリン酸エステルである. 本品は定量するとき, 表示量の90.0〜110.0%に対応するフィチン酸（$C_6H_{18}O_{24}P_6$：660.04）を含む.

性状 本品は淡黄色〜淡褐色の粘性の液で, においはない.

本品は水又はエタノール(95)と混和し, ジエチルエーテルにほとんど溶けない.

確認試験

（1） 本品3mLに薄めた硫酸（3→10）7mLを加え, 封管中で120℃で3時間加熱する. 冷後, 開封し, 水酸化ナトリウム試液を加えて中和した後, 水を加えて50mLとする. この液に活性炭0.5gを加え, 10分間かき混ぜた後, ろ過し, ろ液に塩化カルシウム試液を加えて水浴上で蒸発乾固するとき, 熱時, 残留物は紅色を呈する.

（2） 本品1mLに硫酸3滴を加え, 分解フラスコ中で2時間加熱する. 冷後, フェノールフタレイン試液3滴を加え, 水酸化ナトリウム試液を加えて中和し, 硝酸銀試液を加えるとき, 黄色の沈殿を生じ, 希硝酸又はアンモニア試液を追加するとき, 沈殿は溶ける.

純度試験

（1） 塩化物 本品0.40gをとり, 試験を行う. 比較液には0.01mol/L塩酸0.40mLを加える（0.036%以下）.

（2） 硫酸塩 本品1.0gをとり, 試験を行う. 比較液には0.005mol/L硫酸1.0mLを加える（0.048%以下）.

（3） 重金属 本品1.0gをとり, 第2法により操作し, 試験を行う. 比較液には鉛標準液2.0mLを加える（20ppm以下）.

（4） ヒ素 本品1.0gを100mLの分解フラスコに入れ, 硝酸8mL及び硫酸4mLを加え, フラスコの口に小漏斗をのせ, 褐色の煙が出なくなるまで, 加熱する. 冷後, 時々硝酸1mLずつを追加し, 液が無色〜微黄色になるまで加熱を続ける. 冷後, シュウ酸アンモニウム飽和溶液15mLを加え, 白煙が発生するまで加熱しながら濃縮して約4mLとする. 冷後, 水を加えて5mLとし, これを検液とし, 試験を行う（2ppm以下）.

強熱残分 13.0%以下（1g, 1000℃, 1時間）.

定量法 本品約0.2gを精密に量り, 水20mLを加えて混和し, 約15℃に保ち, 0.1mol/L水酸化ナトリウム液で滴定する（指示薬：フェノールフタレイン試液5滴. 又はガラス電極pH計でpH8.0を中和点とする）.

$$0.1\,mol/L\ 水酸化ナトリウム\ 1\,mL = 8.250\,mg\quad C_6H_{18}O_{24}P_6$$

貯法 容器 気密容器.

投与経路 経口投与.

■医薬品添加物各条の部フマル酸ステアリルナトリウムの条を次のように改める.

120336 # フマル酸ステアリルナトリウム

Sodium Stearyl Fumarate

$C_{22}H_{39}NaO_4 : 390.53$

　本品は定量するとき，換算した脱水物に対し，フマル酸ステアリルナトリウム（$C_{22}H_{39}NaO_4$）99.0～101.5％を含む.

性状　本品は白色の結晶性の粉末で，においはないか，又は僅かに特異なにおいがあり，味はない.

　本品はエタノール(95)又は酢酸(100)に極めて溶けにくく，水，クロロホルム又はジエチルエーテルにほとんど溶けない.

確認試験

(1)　本品につき，赤外吸収スペクトル測定法の臭化カリウム錠剤法により測定するとき，波数 2950 cm^{-1}, 2920 cm^{-1}, 2850 cm^{-1}, 1720 cm^{-1}, 1610 cm^{-1}, 1313 cm^{-1}, 1186 cm^{-1}, 980 cm^{-1}及び 665 cm^{-1} 付近に吸収を認める.

(2)　本品はナトリウム塩の定性反応（1）を呈する.

けん化価　142～146（脱水物に換算）.

　本品約 0.45 g を精密に量り，300 mL のフラスコに入れ，正確に 0.1 mol/L 水酸化カリウム・エタノール液 50 mL を加えた後，還流冷却管を付け，水浴中でしばしば振り混ぜて 2 時間穏やかに加熱する. 冷後，エタノール（99.5）20 mL 及び水 40 mL を加え，よく振り混ぜた後，フェノールフタレイン試液 1 mL を加え，直ちに過量の水酸化カリウムを 0.1 mol/L 塩酸で滴定する. ただし，冷時濁りを生じるときは，温時滴定する. 同様の方法で空試験を行う.

$$けん化価 = \frac{(a-b) \times 5.61}{試料の量（g）}$$

　a：空試験における 0.1 mol/L 塩酸の消費量（mL）

　b：試料を用いたときの 0.1 mol/L 塩酸の消費量（mL）

純度試験

(1)　重金属　本品 1.0 g をとり，第 2 法により操作し，試験を行う. 比較液には鉛標準液 2.0 mL を加える（20 ppm 以下）.

(2)　ヒ素　本品 1.0 g をとり，第 3 法により検液を調製し，試験を行う（2 ppm 以下）.

(3)　類縁物質　本品 0.10 g をクロロホルム／酢酸(100)混液（4：1）5 mL に溶かし，試料溶液とする. この液 1 mL を正確に量り，クロロホルム／酢酸(100)混液（4：1）を加えて正確に 100 mL とし，標準溶液とする. これらの液につき，薄層クロマトグラフィーにより試

験を行う. 試料溶液及び標準溶液 5 μL ずつを薄層クロマトグラフィー用シリカゲルを用いて調製した薄層板にスポットする. 次にシクロヘキサン／酢酸エチル／メタノール／酢酸（100）混液（13：6：1：1）を展開溶媒として約 15 cm 展開した後，薄層板を風乾する. これにリンモリブデン酸の酢酸（100）／硫酸混液（20：1）溶液（1→20）を均等に噴霧し，140℃ で 10 分間加熱するとき，試料溶液から得た主スポット及び原点のスポット以外のスポットは，標準溶液から得たスポットより濃くない. ただし，この試験には，メタノールを用いてあらかじめ上端まで展開し，風乾後，デシケーター（シリカゲル）で 2 時間乾燥した薄層板を用いる.

水分 5.0％以下（0.05 g, 直接滴定）.

定量法 本品約 0.6 g を精密に量り，クロロホルム 8 mL を加え，更に酢酸（100）140 mL を加え，加温して溶かし，冷後，0.1 mol/L 過塩素酸で滴定する（電位差滴定法）. 同様の方法で空試験を行い，補正する.

$$0.1 \text{ mol/L 過塩素酸 } 1 \text{ mL} = 39.05 \text{ mg} \quad C_{22}H_{39}NaO_4$$

貯法 容器 気密容器.

投与経路 経口投与.

■医薬品添加物各条の部フマル酸・ステアリン酸・ポリビニルアセタールジエチルアミノアセテー
ト・ヒドロキシプロピルメチルセルロース 2910 混合物の条を次のように改める.

122117　**フマル酸・ステアリン酸・ポリビニルアセタール
ジエチルアミノアセテート・ヒドロキシプロピル
メチルセルロース 2910 混合物**

Fumaric Acid, Stearic Acid, Polyvinylacetal Diethylaminoacetate
and Hydroxypropylmethylcellulose 2910 Mixture

　本品は「フマル酸」，ステアリン酸（日局）及び「ポリビニルアセタールジエチルアミノアセ
テート」を水に分散させ，更にヒドロキシプロピルメチルセルロース 2910（日局）を混合し，
造粒，乾燥して製したものである.

　本品は定量するとき，フマル酸（$C_4H_4O_4$：116.07）1.5〜2.3％，ステアリン酸 12〜17％，ポリ
ビニルアセタールジエチルアミノアセテート 16〜26％及びヒドロキシプロピルメチルセル
ロース 2910 50〜75％を含む.

性状　本品は微黄白色〜淡黄色の粒状で，においはないか，又は僅かに特異なにおいがある.

　本品1gを水，メタノール又はエタノール(95)10mLに溶かすとき，粘性のある白濁の液とな
る.

確認試験

（1）　本品 1.6g をとり，ジエチルエーテル 30mL を加えて 10 分間振り混ぜた後，毎分約 3000
回転で 5 分間遠心分離する.残留物は更にジエチルエーテル 30mL を用いて同様に操作し，上
澄液は先の上澄液と合わせ，水浴上で蒸発乾固した後，残留物に 2−メトキシエタノール 10mL
を加えて溶かし，試料溶液とする.別に薄層クロマトグラフィー用フマル酸 0.3g をとり，2−
メトキシエタノール 100mL を加えて溶かし，標準溶液とする.これらの液につき，薄層クロマ
トグラフィーにより試験を行う.試料溶液及び標準溶液 10μL ずつを薄層クロマトグラフィー
用シリカゲル（蛍光剤入り）を用いて調製した薄層板にスポットする.次にジエチルエーテル／
水／ギ酸混液（90：3：2）を展開溶媒として約 10cm 展開した後，薄層板を風乾する.これ
に紫外線（主波長 254nm）を照射するとき，試料溶液から得た主スポット及び標準溶液から得
たスポットの R_f 値は等しい.

（2）　定量法（2）ステアリン酸で得られた質量測定後の試料につき，融点測定法第 2 法によ
り測定するとき，融点は 56〜72℃ である.

（3）　本品 0.1g をとり，チオシアン酸コバルト試液 20mL 及びジクロロメタン／アセトニト
リル混液（4：1）10mL を加えて約 5 分間振り混ぜた後，毎分約 3000 回転で 5 分間遠心分離
するとき，下層のジクロロメタン層は淡青色を呈する.

（4）　定量法（4）ヒドロキシプロピルメチルセルロース 2910 で得られた質量測定後の試料に
水 20mL を加えて 25 分間激しく振り混ぜた後，この液 2mL をとり，アントロン試液 1mL を
穏やかに加えるとき，接界面は青色〜緑色を呈する.

水分　7.0％以下（0.2 g，直接滴定）．

強熱残分　1.0％以下（1 g）．

定量法

（1）　**フマル酸**　本品約 0.1 g を精密に量り，遠心沈殿管に入れ，内標準溶液 10 mL を正確に加え，かき混ぜ機を用いて高速度（毎分約 10000 回転）で 30 秒間かき混ぜた後，毎分約 3000 回転で 5 分間遠心分離し，上澄液を試料溶液とする．別に「フマル酸」約 0.02 g を精密に量り，内標準溶液を加えて正確に 100 mL とし，標準溶液とする．試料溶液及び標準溶液 5 μL につき，次の条件で液体クロマトグラフィーにより試験を行い，内標準物質のピーク高さに対するフマル酸のピーク高さの比 Q_T 及び Q_S を求める．

$$本品中のフマル酸（C_4H_4O_4）の量（\%）= M \times \frac{Q_T}{Q_S} \times \frac{1}{10} \times \frac{100}{試料秤取量（g）}$$

ただし，M：「フマル酸」の秤取量（g）

内標準溶液　安息香酸のメタノール溶液（1 → 6300）

操作条件

　検出器：紫外吸光光度計（測定波長：225 nm）

　カラム：内径約 5 mm，長さ約 50 cm のガラス管に 10〜15 μm の液体クロマトグラフィー用多孔性スチレン−ジビニルベンゼン共重合体（600〜800 m²/g）を充塡する．

　カラム温度：25℃ 付近の一定温度

　移動相：メタノール／薄めた過塩素酸（1 → 10）混液（99：1）

　流量：内標準物質の保持時間が約 10 分となるように調整する．

　カラムの選定：標準溶液 5 μL につき，上記の条件で操作するとき，フマル酸，内標準物質の順に溶出し，その分離度が 2.0 以上のものを用いる．

（2）　**ステアリン酸**　本品約 0.5 g を精密に量り，あらかじめ質量を精密に量った遠心沈殿管に入れ，石油エーテル 20 mL を加えた後，超音波処理を行い，10 分間振動を加える．石油エーテル層はあらかじめ質量を精密に量った蒸発皿（M_1）に移し，残留物は石油エーテル 20 mL で更に 2 回，同様の操作を繰り返す（この残留物は（3）ポリビニルアセタールジエチルアミノアセテート以下の定量に用いる）．石油エーテル層を集めた蒸発皿は 60〜65℃ の水浴上で石油エーテルを留去した後，酸化リン（V）上，減圧で 1 時間乾燥し，デシケーター（シリカゲル）で放冷した後，質量（M_2）を測定する．

$$本品中のステアリン酸の量（\%）= \frac{M_2 - M_1}{M} \times 100$$

ただし，M：試料採取量（g）

　　　M_1：蒸発皿の質量（g）

　　　M_2：操作後の蒸発皿の質量（g）

（3）　**ポリビニルアセタールジエチルアミノアセテート**　定量法（2）ステアリン酸の項で得られた石油エーテル抽出後の遠心沈殿管を室温で石油エーテルのにおいがなくなるまで放置した後，残留物にアセトン／ジエチルエーテル混液（1：1）20 mL を加え，ガラス棒でかき混ぜ，ガラス棒はアセトン／ジエチルエーテル混液（1：1）3 mL で洗い，超音波処理を行い，10 分間振動を加える．次に毎分約 3000 回転で 5 分間遠心分離し，上澄液はあらかじめ質量を精密に

量った蒸発皿（M_1）に移し，残留物はアセトン／ジエチルエーテル混液（1：1）20 mL で更
に 2 回，同様の操作を繰り返す（残留物は（4）ヒドロキシプロピルメチルセルロース 2910 の
定量に用いる）．上澄液を集めた蒸発皿は 60～65℃ の水浴上で溶媒を留去した後，105℃ で 1 時
間乾燥し，デシケーター（シリカゲル）で放冷した後，質量（M_2）を測定する．

　　本品中のポリビニルアセタールジエチルアミノアセテートの量（％）

$$= \frac{M_2 - M_1}{M} \times 100 - A_S$$

　　ただし，M　：試料秤取量（g）（定量法（2）ステアリン酸での秤取量）
　　　　　　M_1：蒸発皿の質量（g）
　　　　　　M_2：操作後の蒸発皿の質量（g）
　　　　　　A_S：定量法（1）フマル酸の項で得られたフマル酸の量（％）

（4） ヒドロキシプロピルメチルセルロース 2910　定量法（3）ポリビニルアセタールジエチ
ルアミノアセテートで得られた遠心沈殿管の残留物に含まれる溶媒を窒素ガス気流下で留去す
る．次に 105℃ で 1 時間乾燥した後，デシケーター（シリカゲル）で放冷し，質量（M_2）を測
定する．

　　本品中のヒドロキシプロピルメチルセルロース 2910 の量（％）

$$= \frac{M_2 - M_1}{M} \times 100$$

　　ただし，M　：試料秤取量（g）（定量法（2）ステアリン酸での秤取量）
　　　　　　M_2：操作後の遠心沈殿管の質量（g）
　　　　　　M_1：遠心沈殿管の質量（g）（定量法（2）ステアリン酸の項で測定した遠心沈殿管
　　　　　　　　　の質量）

貯法　容器　気密容器．
投与経路　経口投与．

■医薬品添加物各条の部ヘキシルデカノールの条を次のように改める.

100105　　　　　　　# ヘキシルデカノール

2-Hexyldecanol

ヘキサデシルアルコール

　　本品は主としてヘキシルデカノール（$C_{16}H_{34}O$：242.44）からなる.

性状　本品は無色澄明の液で，においはない.

　　本品はエタノール(95)又はジエチルエーテルに溶けやすく，水にほとんど溶けない.

確認試験　本品につき，赤外吸収スペクトル測定法の液膜法により測定するとき，波数3330 cm^{-1}，2920 cm^{-1}，2860 cm^{-1}，1466 cm^{-1}，1038 cm^{-1}及び722 cm^{-1}付近に吸収を認める.

屈折率　n_D^{20}：1.445〜1.455

比重　d_{20}^{20}：0.835〜0.850

酸価　1.0 以下.

水酸基価　205〜235

ヨウ素価　10 以下.

純度試験　重金属　本品1.0 gをとり，第2法により操作し，試験を行う. 比較液には鉛標準液2.0 mLを加える（20 ppm 以下）.

曇り点　−20℃で曇りを生じない.

強熱残分　0.10％以下（1 g）.

貯法　容器　気密容器.

投与経路　一般外用剤，直腸膣尿道適用.

■医薬品添加物各条の部ポリオキシエチレンアラキルエーテル・ステアリルアルコール混合物の
　条を次のように改める.

120052　ポリオキシエチレンアラキルエーテル・
ステアリルアルコール混合物

Polyoxyethylene Arachyl Ether and Stearyl Alcohol Mixture

　本品はポリオキシエチレンアラキルエーテル及びステアリルアルコールの混合物である.
性状　本品は白色〜微黄色のろうよう物質で，僅かに特異なにおいがある.

　本品はエタノール(95)に溶けやすく，ジエチルエーテルに溶けにくく，水にほとんど溶けない.

確認試験

（1）　本品0.5gに水10mL及びチオシアン酸アンモニウム・硝酸コバルト（Ⅱ）試液5mLを
　加えて振り混ぜ，更にクロロホルム5mLを加え，振り混ぜて放置するとき，クロロホルム層は
　青色を呈する.

（2）　本品0.5gをエタノール(95)5mLに溶かし，臭素試液5滴を加えるとき，試液の色は消
　えない.

融点　61〜64℃

酸価　1.0以下.

エステル価　2.0以下.

水酸基価　161〜175

ヨウ素価　1.0以下.

純度試験　重金属　本品1.0gをとり，第2法により操作し，試験を行う.比較液には鉛標準液2.0
　mLを加える（20ppm以下）.

乾燥減量　3.0%以下（1g，105℃，2時間）.

強熱残分　1.0%以下（1g）.

貯法　容器　気密容器.

投与経路　一般外用剤.

■医薬品添加物各条の部ポリオキシエチレンヤシ油脂肪酸グリセリル（7 E.O.）の条を次のように改める.

120053 ポリオキシエチレンヤシ油脂肪酸グリセリル(7 E.O.)

Polyoxyethylene Glyceryl Monococoate (7 E.O.)

　　本品は主としてヤシ油又はパーム核油由来のモノ脂肪酸グリセリンに酸化エチレンを付加重合させて得られ，酸化エチレンの平均付加モル数は約7である.

性状　本品は微黄色澄明の粘性の液で，5℃以下で固体が析出するが，流動性がある.

確認試験

（1）　本品の水溶液（1→20）5 mL に水酸化ナトリウム試液 5 mL を加え，5 分間煮沸し，冷後，希塩酸を加えて酸性にするとき，液は白濁する.

（2）　本品の水溶液（1→20）10 mL にチオシアン酸アンモニウム・硝酸コバルト（Ⅱ）試液 5 mL を加えてよく振り混ぜ，更にクロロホルム 5 mL を加え，振り混ぜて静置するとき，クロロホルム層は青色を呈する.

（3）　本品 0.2 g に硫酸水素カリウム 0.5 g を加えて注意して加熱するとき，僅かにアクロレインようの刺激臭を発する.

（4）　本品 0.5 g に水 10 mL を加えて振り混ぜ，臭素試液 5 滴を加えるとき，試液の色は消えない.

酸価　5 以下.

けん化価　84〜100

水酸基価　170〜190

ヨウ素価　5 以下.

純度試験　重金属　本品 1.0 g をとり，第 2 法により操作し，試験を行う. 比較液には鉛標準液 2.0 mL を加える（20 ppm 以下）.

乾燥減量　3.0％以下（1 g, 105℃, 1 時間）.

強熱残分　1.0％以下（1 g）.

貯法　容器　気密容器.

投与経路　一般外用剤.

■医薬品添加物各条の部ポリビニルアルコール・アクリル酸・メタクリル酸メチル共重合体の条を次のように改める.

109120　# ポリビニルアルコール・アクリル酸・メタクリル酸メチル共重合体

Polyvinyl Alcohol, Acrylic Acid and Methyl Methacrylate Copolymer

$$(C_2H_4O)_k(C_4H_5O_2)_l(C_3H_4O_2)_m(C_5H_8O_2)_n$$

　本品はポリビニルアルコール（部分けん化物），アクリル酸及びメタクリル酸メチルを32：1：7の質量比で共重合したものであり，平均重合度は約500である.

　本品はその粘度をミリパスカル秒（mPa・s）単位で表示し，表示粘度は5.5 mPa・sである.

性状　本品は，白色〜帯黄白色の塊又は粉末で，においはないか，又は僅かに特異なにおいがある.

　本品は，エタノール(99.5)又はアセトンにほとんど溶けない.

　本品に水を加えるとき，混濁した粘稠性のある液となる.

確認試験

（1）　本品0.5 gに水10 mLを加え，加温して溶かし，冷後，この液5 mLに，ヨウ素試液1滴を滴加し，静置するとき，液の色は暗赤色を呈する.

（2）　（1）で得た液1 mLにエタノール(99.5)5 mLを加えるとき，白色〜微黄白色の混濁を生じる.

（3）　本品の水溶液（1→20）10 gに水酸化ナトリウム試液3滴を加え，よく混合する．この溶液をセレン化亜鉛の窓板に塗付し，乾燥して得た薄膜につき，赤外吸収スペクトル測定法の薄膜法により試験を行うとき，波数3360 cm^{-1}，2940 cm^{-1}，1730 cm^{-1}，1575 cm^{-1}，1435 cm^{-1}，1245 cm^{-1}，1195 cm^{-1}，1145 cm^{-1}及び1095 cm^{-1}付近に吸収を認める.

粘度

（1）　装置　ブルックフィールド型粘度計を用いる.

ブルックフィールド型粘度計

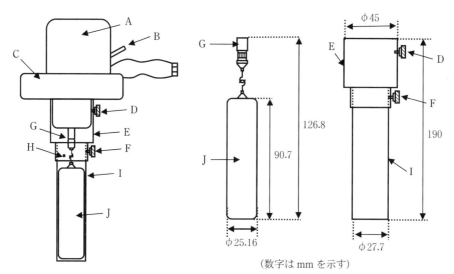

（数字は mm を示す）

A：同期電動機　　　E：取付枠　　　　　　H：浸液マーク

B：クラッチレバー　F：スリーブ締付ネジ　I：スリーブ

C：目盛板　　　　　G：ジョイント　　　　J：ローター

D：取付枠締付ネジ

（2）　操作法　本品の換算した乾燥物 10.00 g に対応する量を正確に量り，水 180 mL を加え，かき混ぜ機を用いて 10 分間かき混ぜる．液を 80℃ に加温し，更に 30 分間かき混ぜて溶かす．冷後，水を加えて 200.0 g とし，試料溶液とする．ローター J をジョイント G に取り付けた後，取付枠 E を取り付け，取付枠締付ネジ D で固定する．試料溶液約 20 mL をスリーブ I に入れ，そのスリーブを取付枠に押し込み，スリーブ締付ネジ F で固定する．ただし，試料溶液の温度は 25±0.1℃ とする．ローターの回転数は毎分 60 回転とする．60 秒後にクラッチレバー B を押して，目盛 C を固定した後，ローターの回転を止め，目盛を読み取り，換算乗数を乗じる．本品の粘度は表示粘度の 80〜120% である．

　　BL ローター　換算乗数：0.1

pH　本品 5.0 g に水 100 mL を加え，かき混ぜ機を用いて 10 分間かき混ぜる．液を 80℃ に加温し，更に 30 分間かき混ぜて溶かす．冷後の液の pH は 4.5〜5.5 である．

純度試験

（1）　重金属　本品 2.0 g をとり，第 2 法により操作し，試験を行う．比較液には鉛標準液 2.0 mL を加える（10 ppm 以下）．

（2）　アセトン抽出物　本品約 5.0 g を精密に量り，ソックスレー抽出器を用い，アセトン 100 mL を加えて，約 85℃ の水浴上で 3 時間抽出する．質量既知の 200 mL 蒸発皿に抽出したアセトンを入れ，少量のアセトンで抽出フラスコを洗浄して，抽出したアセトンに加える．この抽出液を蒸発乾固し，更に 105℃ で恒量になるまで乾燥する．冷後，全質量を測定し，次式によりアセトン抽出物を求めるとき，その量は 1.0% 以下である．

アセトン抽出物（%）$= \dfrac{a - b}{M} \times 100$

　　a：蒸発皿の全質量（g）

　　b：蒸発皿の空質量（g）

　　M：本品の採取量（g）

（3） アクリル酸及びメタクリル酸メチル　本品の換算した乾燥物 10.00 g に対応する量を正確に量り，水 80 mL を加えてよく振り混ぜながら溶かし，静置して泡を除いた後，薄めたギ酸（1→2000）10 mL 及び水を加えて正確に 100 mL とし，試料溶液とする．別にアクリル酸 0.30 g 及びメタクリル酸メチル 0.50 g を正確に量り，水 500 mL を加えてよく振り混ぜながら溶かし，更に水を加えて正確に 1000 mL とする．この液 10 mL を正確に量り，薄めたギ酸（1→2000）10 mL 及び水を加えて正確に 100 mL とし，標準溶液とする．試料溶液及び標準溶液 1 µL につき，次の条件でガスクロマトグラフィーにより試験を行うとき，試料溶液から得たアクリル酸及びメタクリル酸メチルのピーク面積は，標準溶液のそれぞれのピーク面積より大きくない（アクリル酸 300 ppm 以下，メタクリル酸メチル 500 ppm 以下）．

　試験条件

　　検出器：水素炎イオン化検出器

　　カラム：内径 0.53 mm，長さ 30 m のフューズドシリカ管の内面にガスクロマトグラフィー用ポリメチルシロキサンを厚さ 5.0 µm に被覆したもの．

　　カラム温度：45℃ 付近の一定温度

　　キャリヤーガス：ヘリウム

　　流量：メタクリル酸メチルの保持時間が約 5 分になるように調整する．

　システム適合性

　　システムの性能：標準溶液 1 µL につき，上記の条件で操作するとき，メタクリル酸メチル，アクリル酸の順に流出し，その分離度は 1.5 以上である．

　　システムの再現性：標準溶液 1 µL につき，上記の条件で試験を 6 回繰り返すとき，メタクリル酸メチル及びアクリル酸のピーク面積の相対標準偏差はいずれも 15％ 以下である．

乾燥減量　6.0％以下（1 g，105℃，2 時間）．

強熱残分　0.5％以下（1.0 g）．

貯法　容器　密閉容器．

投与経路　経口投与．

■医薬品添加物各条の部ポリビニルアルコール・ポリエチレングリコール・グラフトコポリマー
　の条を次のように改める.

109121　ポリビニルアルコール・ポリエチレングリコール・グラフトコポリマー

Polyvinyl Alcohol and Polyethylene Glycol Graft Copolymer

　　本品は，幹重合体がポリエチレングリコールで，枝重合体がポリビニルアルコールであるグラフト共重合体であり，流動化剤として軽質無水ケイ酸を含む.

　　ポリビニルアルコールとポリエチレングリコールの含量比は 75：25 である.

性状　本品は白色〜淡黄色の粉末である.

　　本品は水に溶けやすく，エタノール(99.5)又はメタノールにほとんど溶けない.

　　本品に水を加えるとき，粘性の液となる.

確認試験　本品の水溶液（3→100）0.2 mL をガラス板上に薄くひろげ，熱風で乾燥して得た膜につき，赤外吸収スペクトル測定法の薄膜法により試験を行い，本品のスペクトルと本品の参照スペクトルを比較するとき，両者のスペクトルは同一波数のところに同様の強度の吸収を認める.

粘度　50〜250 mPa·s （20%（w/w），第 2 法，23℃）

　　操作条件

　　　　粘度計：ブルックフィールド型粘度計

　　　　ローター番号：No. 2　（図参照）

　　　　回転速度：100 rpm

ブルックフィールド型粘度計

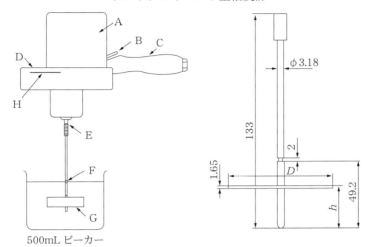

D：47.0 mm　h：27.0 mm

A：同期電動機　　　　D：目盛板　　　　　　G：ローター

B：クラッチレバー　　E：ジョイント　　　　H：指針

C：レバー　　　　　　F：浸液マーク

pH　本品 1.0 g を水 5.0 mL に溶かした液の pH は 5.0〜8.0 である.

エステル価　10〜70　ただし，次の方法によりけん化価及び酸価を測定し，その差から求める.

けん化価　本品約 5 g を精密に量り，150 mL のフラスコに入れ，正確に 0.5 mol/L 水酸化カリウ
　ム・エタノール液 50 mL を加え，かき混ぜて溶かした後，これに小還流冷却器又は長さ 750 mm,
　直径 6 mm の空気冷却器を付け，水浴中でしばしば振り混ぜて 30 分間加熱する.冷後，フェノー
　ルフタレイン試液 1 mL を加え，直ちに 0.5 mol/L 塩酸で過量の水酸化カリウムを滴定する.た
　だし，冷時濁りを生じるときは，温時滴定する.同様の方法で空試験を行う.

$$けん化価 = \frac{(a - b) \times 28.05}{試料の量（g）}$$

　　a：空試験における 0.5 mol/L 塩酸の消費量（mL）
　　b：試料を用いたときの 0.5 mol/L 塩酸の消費量（mL）

酸価　本品約 5 g を精密に量り，150 mL のフラスコに入れ，水 100 mL を加え，かき混ぜて溶かす.
　0.01 mol/L 水酸化カリウム・エタノール液で滴定する（電位差滴定）.同様の方法で空試験を行
　い，補正する.

$$酸価 = \frac{(b - a) \times 0.5611}{試料の量（g）}$$

　　a：空試験における 0.01 mol/L 水酸化カリウム・エタノール液の消費量（mL）
　　b：試料を用いたときの 0.01 mol/L 水酸化カリウム・エタノール液の消費量（mL）

純度試験

（1）　重金属　本品 1.0 g をネスラー管にとり，水適量に溶かし 40 mL とする.これに希酢酸 2
　mL を加え，孔径 0.1 μm のメンブランフィルターで吸引しながらろ過する.更に水を加えて 50

mL とする．これを検液とし，試験を行う．比較液は，鉛標準液 2.0 mL をネスラー管にとり，希酢酸 2 mL 及び水約 30 mL を加え，孔径 0.1 μm のメンブランフィルターで吸引しながらろ過する．更に水を加えて 50 mL とする（20 ppm 以下）．

（2）　エチレンオキシド及び 1,4－ジオキサン　本品約 1 g を精密に量り，バイアルに入れ，水 5 mL を正確に加え，直ちに密栓する．バイアルを振り混ぜて内容物を均一にし，70℃ で 45 分間加温した後，内容物を試料溶液とする．別に 0.1 mg/mL エチレンオキシド標準液 2 mL を正確に量り，水を加えて正確に 100 mL とする．この液 5 mL を正確に量り，水を加えて正確に 25 mL とし，エチレンオキシド原液（0.4 μg/mL）とする．また，1,4－ジオキサン約 1 g を精密に量り，水に溶かし，正確に 100 mL とする．この液 5 mL を正確に量り，水を加えて正確に 100 mL とする．この液 2 mL を正確に量り，水を加えて正確に 50 mL とし，1,4－ジオキサン原液（20 μg/mL）とする．本品約 1 g を精密に量り，バイアルに入れ，エチレンオキシド原液（0.4 μg/mL）及び 1,4－ジオキサン原液（20 μg/mL）2.5 mL ずつを正確に加え，直ちに密栓する．バイアルを振り混ぜて内容物を均一にし，70℃ で 45 分間加温した後，内容物を標準溶液とする．試料溶液及び標準溶液それぞれのバイアル内の気相部分のガス 1 mL ずつを正確にとり，次の条件でガスクロマトグラフィーにより試験を行い，それぞれの液のエチレンオキシドのピーク面積 A_{T1} 及び A_{S1}，並びに 1,4－ジオキサンのピーク面積 A_{T2} 及び A_{S2} を測定する．次式によりエチレンオキシド及び 1,4－ジオキサンの量を求めるとき，それぞれ 1 ppm 以下及び 10 ppm 以下である．

$$\text{エチレンオキシドの量（ppm）} = \frac{A_{T1} \times C_1}{A_{S1} \times M_T - A_{T1} \times M_S}$$

$$\text{1,4－ジオキサンの量（ppm）} = \frac{A_{T2} \times C_2}{A_{S2} \times M_T - A_{T2} \times M_S}$$

　　M_T：試料溶液に用いた本品の秤取量（g）
　　M_S：標準溶液に用いた本品の秤取量（g）
　　C_1：標準溶液に添加したエチレンオキシドの量（μg）
　　C_2：標準溶液に添加した 1,4－ジオキサンの量（μg）

試験条件
　検出器：水素炎イオン化検出器
　カラム：内径 0.32 mm，長さ 30 m のフューズドシリカ管の内面に膜厚 1.0 μm でガスクロマトグラフィー用ポリメチルシロキサンを被覆したもの．
　カラム温度：50℃ 付近の一定温度で注入し，5 分間保った後，180℃ になるまで 1 分間に 5℃ の割合で昇温し，更に 230℃ になるまで 1 分間に 30℃ の割合で昇温し，230℃ 付近の一定温度に 5 分間保つ．
　注入口温度：150℃
　検出器温度：250℃
　キャリヤーガス：ヘリウム
　流量：1,4－ジオキサンの保持時間が約 9 分になるように調整する．
　スプリット比：1：20
システム適合性
　検出の確認：本品 1.0 g をバイアルに入れ，水 4.0 mL，エチレンオキシド原液（0.4 μg/mL）

0.5 mL 及び 1,4－ジオキサン原液（20 µg/mL）0.5 mL を正確に加え，直ちに密栓する．バイアルを振り混ぜて内容物を均一化し，70℃ で 45 分間加温した後，内容物をシステム適合性試験用溶液（1）とする．システム適合性試験用溶液（1）から得たエチレンオキシド及び 1,4－ジオキサンのピーク面積から試料溶液のそれぞれのピーク面積を引いた値は，標準溶液のそれぞれのピーク面積から試料溶液のそれぞれのピーク面積を引いた値のそれぞれ 15～25％ になることを確認する．

システムの性能：エチレンオキシド原液（0.4 µg/mL）2.5 mL をバイアルに入れ，アセトアルデヒド溶液（1 → 100000）0.1 mL を加え，直ちに密栓する．バイアルを振り混ぜて内容物を均一にし，70℃ で 45 分間加温した後，内容物をシステム適合性試験用溶液（2）とする．システム適合性試験用溶液（2）のバイアル内の気相部分のガス 1 mL につき，上記の条件で操作を行うとき，アセトアルデヒド，エチレンオキシドの順に流出し，その分離度は 2.0 以上である．

システムの再現性：標準溶液の気相部分のガス 1 mL につき，上記の条件で試験を 6 回繰り返すとき，エチレンオキシドのピーク面積の相対標準偏差は 15％ 以下及び 1,4－ジオキサンのピーク面積の相対標準偏差は 10％ 以下である．

（3） 酢酸　本品 0.200 g を正確に量り，水に溶かし，超音波を用いて分散した後，水を加えて正確に 10 mL とし，試料溶液とする．別に，酢酸（100）30 mg 及びクエン酸一水和物 30 mg を正確に量り，0.005 mol/L 硫酸試液に溶かし，正確に 100 mL とし，標準溶液とする．試料溶液及び標準溶液 20 µL ずつを正確にとり，次の条件で液体クロマトグラフィーにより試験を行う．それぞれの液の酢酸のピーク面積 A_T 及び A_S を測定するとき，A_T は A_S より大きくない（1.5％ 以下）．

試験条件

　検出器：紫外吸光光度計（波長：205 nm）

　カラム：内径 4.6 mm，長さ 25 cm のステンレス管に 5 µm の液体クロマトグラフィー用オクタデシルシリル化シリカゲルを充塡する．

　カラム温度：40℃ 付近の一定温度

　移動相：0.005 mol/L 硫酸試液

　流量：毎分 1.0 mL

　各試料溶液及び標準溶液注入後，アセトニトリル／0.005 mol/L 硫酸試液混液（1：1）でカラムを洗浄する．

システム適合性

　システムの性能：標準溶液 20 µL につき，上記の条件で操作を行うとき，酢酸，クエン酸の順に溶出し，その分離度は 2.0 以上である．

　システムの再現性：標準溶液 20 µL につき，上記の条件で試験を 6 回繰り返すとき，酢酸のピーク面積の相対標準偏差は 2.0％ 以下である．

（4） 酢酸ビニル　本品 0.250 g を正確に量り，メタノール 4 mL を加え，超音波を用いて分散する．冷後，水を加えて正確に 10 mL とする．10 分間遠心分離し，必要ならば更に遠心分離し，上澄液が澄明になったら，上澄液を孔径 0.2 µm のメンブランフィルターでろ過し，試料溶液とする．別に酢酸ビニル 50 mg を正確に量り，メタノールに溶かし，正確に 100 mL とする．この

液 5 mL を正確に量り，移動相 A を加えて正確に 100 mL とする．この液 10 mL を正確に量り，移動相 A を加えて正確に 100 mL とし，標準溶液とする．試料溶液及び標準溶液 10 μL ずつを正確にとり，次の条件で液体クロマトグラフィーにより試験を行う．それぞれの液の酢酸ビニルのピーク面積 A_T 及び A_S を測定するとき，A_T は A_S より大きくない（100 ppm 以下）．

　試験条件

　　検出器：紫外吸光光度計（波長：205 nm）

　　カラム：内径 4.0 mm，長さ 25 cm のステンレス管に 5 μm 液体クロマトグラフィー用オクタデシルシリル化シリカゲルを充塡する．

　　カラム温度：30℃ 付近の一定温度

　　移動相 A：水／液体クロマトグラフィー用アセトニトリル／メタノール混液（18：1：1）

　　移動相 B：水／液体クロマトグラフィー用アセトニトリル／メタノール混液（10：9：1）

　　移動相の送液：移動相 A 及び B の混合比を次のように変えて濃度勾配制御する．

注入後の時間（分）	移動相 A（vol%）	移動相 B（vol%）
0〜2	100	0
2〜40	100→85	0→15
40〜42	85→0	15→100
42〜48	0	100
48〜51	0→100	100→0

　　流量：毎分 1.0 mL

　システム適合性

　　システムの性能：酢酸ビニル 50 mg 及び 1－ビニル－2－ピロリドン 50 mg をとり，メタノール 10 mL を加え，必要ならば超音波を用いて溶かし，移動相 A を加え 50 mL とする．この液 10 mL を量り，移動相 A を加えて 100 mL とする．この液 5 mL を量り，移動相 A を加えて 100 mL とし，システム適合性試験用溶液とする．システム適合性試験用溶液 10 μL につき，上記の条件で操作するとき酢酸ビニル，1－ビニル－2－ピロリドンの順に溶出し，その分離度は 5.0 以上である．

　　システムの再現性：システム適合性試験用溶液 10 μL につき，上記の条件で試験を 6 回繰り返すとき，1－ビニル－2－ビニルピロリドンのピーク面積の相対標準偏差は 5.0% 以下である．

乾燥減量　5.0% 以下（1 g，105℃，3 時間）．

強熱残分　2.0% 以下（1 g）．

貯法　容器　気密容器．

投与経路　経口投与．

参照赤外吸収スペクトル

ポリビニルアルコール・ポリエチレングリコール・グラフトコポリマー

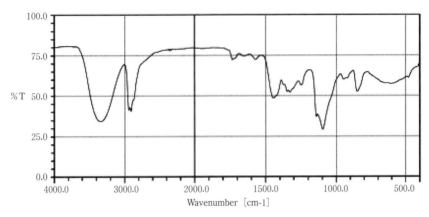

薄膜法

■医薬品添加物各条の部マレイン酸の条を次のように改める.

108550

マレイン酸

Maleic Acid

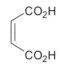

$$C_4H_4O_4 : 116.07$$

本品は定量するとき，換算した脱水物に対し，マレイン酸（$C_4H_4O_4$）99.0％以上を含む.

性状 本品は白色の結晶性の粉末で，僅かに特異なにおいがあり，味は収れん性である.

本品は水，N,N－ジメチルホルムアミド，メタノール又はエタノール(95)に溶けやすく，ジエチルエーテルに溶けにくい.

確認試験

（1） 本品 0.05 g にレソルシノール 2～3 mg 及び硫酸 1 mL を加えて振り混ぜ，120～130℃で5分間加熱する．冷後，水を加えて 5 mL とし，冷却しながら水酸化ナトリウム溶液（2→5）を滴加してアルカリ性とした後，水を加えて 10 mL とし，紫外線（主波長 365 nm）を照射するとき，緑青色の蛍光を発する.

（2） 本品 0.5 g に水 10 mL を加え，煮沸して溶かし，熱時臭素試液 2～3 滴を加えるとき，試液の色は消える.

融点 130～136℃

純度試験

（1） 溶状 本品 1.0 g を水 20 mL に溶かすとき，液は無色澄明である.

（2） 塩化物 本品 2.0 g をとり，試験を行う．比較液には 0.01 mol/L 塩酸 0.30 mL を加える（0.005％以下）.

（3） 硫酸塩 本品 2.0 g を N,N－ジメチルホルムアミド 40 mL に溶かし，希塩酸 1 mL 及び N,N－ジメチルホルムアミドを加えて 50 mL とする．これを検液とし，試験を行う．比較液は 0.005 mol/L 硫酸 0.40 mL に希塩酸 1 mL 及び N,N－ジメチルホルムアミドを加えて 50 mL とする（0.010％以下）.

（4） 重金属 本品 2.0 g をとり，第 4 法により操作し，試験を行う．比較液には鉛標準液 2.0 mL を加える（10 ppm 以下）.

（5） ヒ素 本品 1.0 g をとり，第 1 法により検液を調製し，試験を行う（2 ppm 以下）.

（6） フマル酸 本品 0.010 g をとり，移動相に溶かし，正確に 50 mL とし，試料溶液とする．別にフマル酸 0.010 g をとり，移動相に溶かし，正確に 50 mL とする．この液 5 mL を正確に量り，移動相を加えて正確に 50 mL とする．この液 1 mL を正確に量り，移動相を加えて正確に 100 mL とし，標準溶液とする．これらの液 20 μL ずつにつき，次の条件で液体クロマトグラ

フィーにより試験を行う．それぞれの液のフマル酸のピーク高さ H_T 及び H_S を測定するとき，H_T は H_S より大きくない．

操作条件

検出器：紫外吸光光度計（測定波長：210 nm）

カラム：内径約 4 mm，長さ 15〜30 cm のステンレス管に 5 〜10 μm の液体クロマトグラフィー用オクタデシルシリル化シリカゲルを充填する．

カラム温度：25℃ 付近の一定温度

移動相：薄めた 0.05 mol/L リン酸二水素カリウム試液（1 → 5）にリン酸を加えて pH を 2.5 に調整する．

流量：マレイン酸の保持時間が約 5 分になるように調整する．

カラムの選定：マレイン酸 0.010 g 及びフマル酸 0.010 g を移動相 100 mL に溶かす．この液 5 mL を量り，移動相を加えて 50 mL とする．この液 20 μL につき，上記の条件で操作するとき，マレイン酸，フマル酸の順に溶出し，その分離度が 3 以上のものを用いる．

検出感度：標準溶液 20 μL から得たフマル酸のピーク高さが 10〜30 mm になるように調整する．

水分　0.5％以下（2 g，直接滴定）．

強熱残分　0.05％以下（2 g）．

定量法　本品約 0.5 g を精密に量り，水 25 mL に溶かし，0.5 mol/L 水酸化ナトリウム液で滴定する（指示薬：フェノールフタレイン試液 2 滴）．同様の方法で空試験を行い，補正する．

$$0.5 \text{ mol/L 水酸化ナトリウム液 1 mL} = 29.02 \text{ mg} \quad C_4H_4O_4$$

貯法　容器　気密容器．

投与経路　経口投与，筋肉内注射．

■医薬品添加物各条の部D－マンニトール・カルメロース・結晶セルロース・クロスポビドン混合物の条を次のように改める.

890031 D－マンニトール・カルメロース・結晶セルロース・クロスポビドン混合物

D-Mannitol, Carmellose, Microcrystalline cellulose and Crospovidone Mixture

本品は，D－マンニトール（日局），カルメロース（日局），結晶セルロース（日局），クロスポビドン（日局）を，水を噴霧しながら造粒したものである.

本品は定量するとき，換算した乾燥物に対して，D－マンニトール（$C_6H_{14}O_6$：182.17）53.0〜59.0％，カルメロース 15.0〜25.0％，結晶セルロース 17.0〜23.0％及びクロスポビドン 3.4〜4.6％を含む.

性状 本品は白色〜微黄色の粉末である.

確認試験

（1） 本品約 10 g に水 20 mL を加え，10 分間激しく振り混ぜ，遠心分離する. その上澄液を孔径 0.45 μm 以下のメンブランフィルターでろ過し，試料溶液とする. 試料溶液 0.2 mL に塩化鉄（Ⅲ）試液 1 mL 及び水酸化ナトリウム溶液（1→5）0.6 mL を加えるとき，黄色の沈殿を生じ，これを強く振り混ぜるとき，液は澄明となる. 更に水酸化ナトリウム溶液（1→5）を追加しても沈殿を生じない.

（2） 定量法（1）D－マンニトールの抽出残留物を水 30 mL で洗い，105℃ で 4 時間乾燥する. この乾燥品につき，赤外吸収スペクトル測定法の臭化カリウム錠剤法により試験を行うとき，波数 1740 cm^{-1} 及び 1000〜1200 cm^{-1} 付近に吸収を認める.

（3） 塩化亜鉛 20 g 及びヨウ化カリウム 6.5 g を水 10.5 mL に溶かし，ヨウ素 0.5 g を加えて 15 分間振り混ぜる. この液 2 mL 中に本品約 0.1 g を時計皿上で分散するとき，分散物は青紫色を呈する.

（4） 定量法（3）結晶セルロースの抽出残留物を水 30 mL で 3 回洗い，105℃ で 4 時間乾燥する. この乾燥品につき，赤外吸収スペクトル測定法の臭化カリウム錠剤法により試験を行うとき，波数 1660 cm^{-1}，1420 cm^{-1} 及び 1290 cm^{-1} 付近に吸収を認める.

乾燥減量 5.0％以下（1 g，105℃，4 時間）.

定量法

（1） D－マンニトール 本品約 0.3 g を精密に量り，水 25 mL を加え，10 分間激しく振り混ぜる. この液を遠心分離し，上澄液をとり，残留物を水 25 mL ずつで 2 回抽出し，同様に操作して先の上澄液に合わせる. これに水を加えて正確に 100 mL とする. この液 10 mL を正確に量り，ヨウ素瓶に入れ，過ヨウ素酸カリウム試液 50 mL を正確に加え，水浴中で 15 分間加熱する. 冷後，ヨウ化カリウム 2.5 g を加え，密栓してよく振り混ぜ，暗所に 5 分間放置した後，遊離したヨウ素を 0.1 mol/L チオ硫酸ナトリウム液で滴定する（指示薬：デンプン試液 1 mL）. 同様の

方法で空試験を行う.

$$0.1\,mol/L\ \text{チオ硫酸ナトリウム液}\ 1\,mL = 1.822\,mg\quad C_6H_{14}O_6$$

（2） カルメロース　本品約1gを精密に量り，水30mLを加え，5分間振り混ぜた後，遠心分離し，上澄液を除く．残留物に水30mLを加え，5分間振り混ぜた後，遠心分離し，上澄液を除く．更に水30mLで同様に操作し，上澄液を残留物が5mLとなるまで除く．残留物を水25mLを用いて100mLの三角フラスコに移し，10分間超音波処理する．この液をかき混ぜながら，薄めた6mol/L水酸化ナトリウム試液（1→4）30mLを少しずつ加え，更に1時間かき混ぜた後，10分間超音波処理する．この液に水を加えて正確に100mLとした液を遠心分離し，上澄液1mLを正確に量り，水を加えて正確に10mLとし，試料溶液とする．カルメロース（日局）約0.2gを精密に量り，水5mLを加えて10分間超音波処理する．この液をかき混ぜながら，薄めた6mol/L水酸化ナトリウム試液（1→2）15mLを少しずつ加えて溶解し，1時間かき混ぜた後，10分間超音波処理する．この液に水を加えて正確に100mLとした液を遠心分離し，上澄液1mLを正確に量り，水を加えて正確に10mLとし，標準溶液とする．薄めた6mol/L水酸化ナトリウム試液（1→4）30mLに水を加えて正確に100mLとした液の1mLを正確に量り，水を加えて正確に10mLとした液を対照液とする．対照液，試料溶液及び標準溶液1mLずつを正確に量り，氷水中で冷却したアントロンの硫酸／水混液（7：3）溶液（1→500）10mLに静かに加えて直ちに混和し，90℃の水浴中で15分間加温した後，直ちに冷却する．これらの液につき，紫外可視吸光度測定法により試験を行う．対照液，試料溶液及び標準溶液から得られたそれぞれの液の波長620nmにおける吸光度A_B，A_T及びA_Sを測定する.

$$\text{カルメロースの量（mg）} = M_{Sa} \times \frac{A_T - A_B}{A_S - A_B}$$

M_{Sa}：乾燥物に換算したカルメロース（日局）の秤取量（mg）

（3） 結晶セルロース　本品約0.5gを精密に量り，三角フラスコに入れ，水15mLを加え10分間超音波処理する．この液をかき混ぜながら，薄めた6mol/L水酸化ナトリウム試液（1→4）15mLを少しずつ加え，更に1時間かき混ぜた後，10分間超音波処理する．この液を遠心沈殿管に移し，三角フラスコを水で洗い，洗液は遠心沈殿管の中の液に合わせて遠心分離し，上澄液を除く．残留物に水30mLを加えて5分間振り混ぜた後，遠心分離し，上澄液を除く．更に水30mLで同様に操作して上澄液を除く．残留物に銅アンモニア試液約15mLを加え，5分間振り混ぜた後，遠心分離し，上澄液を分取する．残留物を銅アンモニア試液15mLずつで2回抽出し，同様に操作して先の上澄液に合わせ，アンモニア水（28）を加えて正確に50mLとする．この液10mLを正確にとり，$\frac{1}{6}$mol/L二クロム酸カリウム液10mLを正確に加える．冷水中で硫酸30mLを徐々に加えた後，約80℃の水浴中で30分間加熱し，冷後，水を加えて正確に100mLとする．この液5mLを正確に量り，水40mLを加えて，0.02mol/L硫酸アンモニウム鉄（Ⅱ）液で滴定する（電位差滴定法，白金電極）．銅アンモニア試液10mLを正確に量り，同様の方法で空試験を行う.

$$0.02\,mol/L\ \text{硫酸アンモニウム鉄（Ⅱ）液}\ 1\,mL = 0.1351\,mg\quad \text{結晶セルロース}$$

（4） クロスポビドン　本品約0.5gを精密に量り，ケルダールフラスコに入れ，これに硫酸カリウム10g及び硫酸銅（Ⅱ）五水和物1gの混合物を粉末とし，その1gを加え，フラスコの首に付着した試料を少量の水で洗い込み，更にフラスコの内壁に沿って硫酸7mLを加える．次に

フラスコを振り動かしながら, 過酸化水素 (30) 1 mL を少量ずつ内壁に沿って注意して加える. フラスコを徐々に加熱し, 更にフラスコの首で硫酸が液化する程度に加熱する. 液が緑色澄明になり, フラスコの内壁に炭化物を認めなくなったとき, 加熱をやめる. 必要ならば冷却した後, 過酸化水素 (30) 少量を追加し, 再び加熱する. 冷後, 水 20 mL を注意しながら加えて冷却する. 次に, フラスコをあらかじめ水蒸気を通じて洗った蒸留装置に連結する. 受器にはホウ酸溶液 (1 → 25) 15 mL 及びブロモクレゾールグリーン・メチルレッド試液 3 滴を入れ, 適量の水を加え, 冷却器の下端をこの液に浸す. 漏斗から水酸化ナトリウム溶液 (2 → 5) 30 mL を加え, 注意して水 10 mL で洗い込み, 直ちにピンチコック付きゴム管のピンチコックを閉じ, 水蒸気を通じて留液 80～100 mL を得るまで蒸留する. 冷却器の下端を液面から離し, 少量の水でその部分を洗い込み 0.005 mol/L 硫酸で滴定する. ただし, 滴定の終点は液の緑色が微灰青色を経て微灰赤紫色に変わるときとする. 同様の方法で空試験を行い, 補正する.

$$0.005 \text{ mol/L 硫酸 } 1 \text{ mL} = 0.1401 \text{ mg} \quad \text{N}$$

得られた窒素 (N) の量からクロスポビドンの量を求める.

$$\text{クロスポビドンの量 (mg)} = \frac{\text{窒素の量 (mg)}}{0.119}$$

$$0.119 : \frac{\text{クロスポビドン中の窒素理論含量 11.9 (％)}}{100}$$

貯法　容器　気密容器.

投与経路　経口投与.

■医薬品添加物各条の部D－マンニトール・キシリトール・結晶セルロース・クロスポビドン・無
水リン酸水素カルシウム混合物の条を次のように改める．

109900 D－マンニトール・キシリトール・結晶セルロース・クロスポビドン・無水リン酸水素カルシウム混合物

D-Mannitol, Xylitol, Microcrystalline Cellulose, Crospovidone and Anhydrous Dibasic Calcium Phosphate Mixture

　本品は，D－マンニトール（日局），キシリトール（日局），結晶セルロース（日局），クロスポビドン（日局）及び無水リン酸水素カルシウム（日局）を水に加えて懸濁液とし，噴霧乾燥したものである．

　本品は定量するとき，D－マンニトール（$C_6H_{14}O_6$：182.17）62.3〜67.2％，キシリトール（$C_5H_{12}O_5$：152.15）4.2〜5.8％，無水リン酸水素カルシウム（$CaHPO_4$：136.06）3.4〜4.6％，クロスポビドン 7.0〜9.2％及び結晶セルロース 16.2〜19.8％を含む．

性状　本品は白色〜微黄色の粉末である．

確認試験

（1）　塩化亜鉛 20 g 及びヨウ化カリウム 6.5 g を水 10.5 mL に溶かし，ヨウ素 0.5 g を加えて 15 分間振り混ぜる．この液 2 mL を時計皿にとり，本品約 0.1 g を分散するとき，分散物は青紫色を呈する．

（2）　本品 0.5 g に薄めた塩酸（1→6）10 mL を加え，加温し，遠心分離する．その上澄液 8 mL にアンモニア試液 2.5 mL を振り混ぜながら滴加し，シュウ酸アンモニウム試液 5 mL を加えるとき，白色の沈殿を生じる．

（3）　定量法（4）結晶セルロースの抽出残留物を希硝酸 10 mL 及び水 50 mL で洗い，105℃で 3 時間乾燥する．この乾燥品につき，赤外吸収スペクトル測定法の臭化カリウム錠剤法により測定するとき，波数 2950 cm^{-1}，1660 cm^{-1}，1420 cm^{-1} 及び 1290 cm^{-1} 付近に吸収を認める．

（4）　本品 5 g に水 10 mL を加え，10 分間激しく振り混ぜ，遠心分離する．その上澄液をろ過し，試料溶液とする．その試料溶液 5 滴に塩化鉄（Ⅲ）試液 1 mL 及び水酸化ナトリウム溶液（1→5）5 滴を加えるとき，黄色の沈殿を生じ，これを強く振り混ぜるとき，液は澄明となる．更に水酸化ナトリウム溶液（1→5）を追加しても沈殿を生じない．

乾燥減量　1.5％以下（1 g，105℃，4 時間）．

定量法

（1）　D－マンニトール及びキシリトール　本品約 5 g を粉砕し，その約 1 g（D－マンニトールとして 0.65 g 相当量，キシリトールとして 50 mg 相当量）を精密に量り，内標準溶液 25 mL を加え，10 分間激しく振り混ぜる．この液を遠心分離し，上澄液をとり，残留物に内標準溶液を 25 mL ずつで 2 回抽出し，同様に操作して先の上澄液に合わせる．これに内標準溶液を加えて正確に 100 mL とし，試料溶液とする．別に D－マンニトール（日局）約 0.65 g 及びキシリトール（日局）約 50 mg を精密に量り，内標準溶液を加えて正確に 100 mL とし，標準溶液とする．試

料溶液及び標準溶液 15 μL につき，次の条件で液体クロマトグラフィーにより試験を行い，試料溶液の内標準物質のピーク面積に対する D－マンニトール及びキシリトールのピーク面積の比 Q_{Ta} 及び Q_{Tb} 並びに標準溶液の内標準物質のピーク面積に対する D－マンニトール及びキシリトールのピーク面積の比 Q_{Sa} 及び Q_{Sb} を求める．

$$D－マンニトールの量（mg）= M_{Sa} \times \frac{Q_{Ta}}{Q_{Sa}}$$

$$キシリトールの量（mg）= M_{Sb} \times \frac{Q_{Tb}}{Q_{Sb}}$$

M_{Sa}：D－マンニトール（日局）の秤取量（mg）

M_{Sb}：キシリトール（日局）の秤取量（mg）

内標準溶液　エリスリトール溶液（1 → 200）

操作条件

　検出器：示差屈折計

　カラム：内径 4.6 mm，長さ 25 cm のステンレス管にポリアミンを化学結合した 5 μm の液体クロマトグラフィー用シリカゲルを充塡したもの．

　カラム温度：35℃ 付近の一定温度

　移動相：エタノール（99.5）／酢酸エチル／アセトニトリル／水混液（6：6：5：3）

　流量：D－マンニトールの保持時間が約 10 分になるように調整する．

システム適合性

　システムの性能：標準溶液 15 μL につき，上記の条件で操作するとき，内標準物質，キシリトール，D－マンニトールの順に溶出し，それぞれのピークの分離度は 1.5 以上である．

　システムの再現性：標準溶液 15 μL につき，上記の条件で試験を 6 回繰り返すとき，内標準物質のピーク面積に対するキシリトール及び D－マンニトールのピーク面積の比の相対標準偏差は各々 2.0％ 以下である．

（2） 　無水リン酸水素カルシウム　本品約 5 g を粉砕し，その約 2 g（無水リン酸水素カルシウムとして 80 mg 相当量）を精密に量り，希塩酸 20 mL を加え，水浴上で 15 分間加熱する．更に 15 分間振り混ぜた後，ガラスろ過器（G4）を用いてろ過し，ろ液をとる．残留物を熱湯 60 mL で洗い，ろ液と合わせ，水を加え正確に 100 mL とし，試料溶液とする．この試料溶液 30 mL を正確に量り，0.02 mol/L エチレンジアミン四酢酸二水素二ナトリウム液 20 mL を正確に加え，水 50 mL 及び pH 10.7 のアンモニア・塩化アンモニウム緩衝液 10 mL を加え，アンモニア水（28）にて pH 10 に調整した後，0.02 mol/L 酢酸亜鉛液で滴定する（指示薬：エリオクロムブラック T・塩化ナトリウム指示薬 25 mg）．ただし，滴定の終点は液の青色が 30 秒間持続する赤紫色を呈するときとする．同様の方法で空試験を行う．

　　0.02 mol/L エチレンジアミン四酢酸二水素二ナトリウム液 1 mL = 2.721 mg　CaHPO₄

（3） 　クロスポビドン　本品約 5 g を粉砕し，その約 0.25 g（クロスポビドンとして 20 mg 相当量）を精密に量り，窒素定量法により試験を行う．

　得られた窒素（N）の量からクロスポビドンの量を求める．

$$クロスポビドンの量（mg）= \frac{窒素の量（mg）}{0.119}$$

$$0.119：\dfrac{クロスポビドン中の窒素理論含量 11.9（\%）}{100}$$

(4)　結晶セルロース　本品約 5 g を粉砕し，その約 0.5 g（結晶セルロースとして 90 mg 相当量）を精密に量り，希塩酸 30 mL を加え，15 分間振り混ぜた後，遠心分離し，上澄液を除く．残留物に水 30 mL を加え，15 分間振り混ぜた後，遠心分離し，上澄液を除く．更に水 30 mL で同様に操作して上澄液を除く．残留物に銅アンモニア試液約 15 mL を加え，15 分間振り混ぜた後，遠心分離し，上澄液をとり，残留物を銅アンモニア試液を 15 mL ずつで 2 回抽出し，同様に操作して先の上澄液に合わせ，アンモニア水（28）を加えて正確に 50 mL とする．この液 10 mL を正確にとり，$\frac{1}{6}$ mol/L 二クロム酸カリウム液 10 mL を正確に加える．冷水中で硫酸 30 mL を徐々に加えた後，約 80℃ の水浴中で 30 分間加熱し，冷後，水を加えて正確に 100 mL とする．この液 5 mL を正確に量り，水 40 mL を加えて，0.02 mol/L 硫酸アンモウム鉄（Ⅱ）液で滴定する（電位差滴定法，白金電極）．銅アンモニア試液 10 mL を正確に量り，同様の方法で空試験を行う．

　　　　0.02 mol/L 硫酸アンモニウム鉄（Ⅱ）液 1 mL ＝ 0.1351 mg　結晶セルロース

貯法　容器　気密容器．

投与経路　経口投与．

■医薬品添加物各条の部D－マンニトール・キシリトール・結晶セルロース・クロスポビドン・メタケイ酸アルミン酸マグネシウム混合物の条を次のように改める.

109901 　　　D－マンニトール・キシリトール・
結晶セルロース・クロスポビドン・
メタケイ酸アルミン酸マグネシウム混合物

D-Mannitol, Xylitol, Microcrystalline Cellulose,
Crospovidone and Magnesium Aluminometasilicate Mixture

　　本品は，D－マンニトール（日局），キシリトール（日局），結晶セルロース（日局），クロスポビドン（日局）及びメタケイ酸アルミン酸マグネシウム（日局）を水に加えて懸濁液とし，噴霧乾燥したものである.

　　本品は定量するとき，D－マンニトール（$C_6H_{14}O_6$：182.17）62.3〜67.2％，キシリトール（$C_5H_{12}O_5$：152.15）4.2〜5.8％，メタケイ酸アルミン酸マグネシウム5.9〜8.0％，クロスポビドン6.8〜9.2％及び結晶セルロース13.5〜16.5％を含む.

性状　本品は白色〜微黄色の粉末である.

確認試験

（1）　塩化亜鉛20 g及びヨウ化カリウム6.5 gを水10.5 mLに溶かし，ヨウ素0.5 gを加えて15分間振り混ぜる. この液2 mLを時計皿にとり，本品約0.1 gを分散するとき，分散物は青紫色を呈する.

（2）　定量法（4）結晶セルロースの抽出残留物を希硝酸10 mLと水50 mLで洗い，105℃で3時間乾燥する. この乾燥品につき，赤外吸収スペクトル測定法の臭化カリウム錠剤法により測定するとき，波数2950 cm^{-1}，1660 cm^{-1}，1420 cm^{-1}及び1290 cm^{-1}付近に吸収を認める.

（3）　本品0.5 gを500℃で強熱し，灰化する. 冷後，薄めた硫酸（1→3）3 mLを加えて白煙が発生するまで加熱し，冷後，水20 mLを加えてろ過する. ろ液にアンモニア試液を加えて弱酸性とした液（pH 4〜5に調整）はアルミニウム塩の定性反応を呈する.

（4）　本品5 gに水10 mLを加え，10分間激しく振り混ぜ，遠心分離する. その上澄液をろ過し，試料溶液とする. その試料溶液5滴に塩化鉄（Ⅲ）試液1 mL及び水酸化ナトリウム溶液（1→5）5滴を加えるとき，黄色の沈殿を生じ，これを強く振り混ぜるとき，液は澄明となる. 更に水酸化ナトリウム溶液（1→5）を追加しても沈殿を生じない.

乾燥減量　2.0％以下（1 g，105℃，4時間）.

定量法

（1）　D－マンニトール及びキシリトール　本品約5 gを粉砕し，その約1 g（D－マンニトールとして0.65 g相当量，キシリトールとして50 mg相当量）を精密に量り，内標準溶液25 mLを加え，10分間激しく振り混ぜる. この液を遠心分離し，上澄液をとり，残留物に内標準溶液を25 mLずつで2回抽出し，同様に操作して先の上澄液に合わせる. これに内標準溶液を加えて正確に100 mLとし，試料溶液とする. 別にD－マンニトール（日局）約0.65 g及びキシリトール

（日局）約 50 mg を精密に量り，内標準溶液を加えて正確に 100 mL とし，標準溶液とする．試料溶液及び標準溶液 15 μL につき，次の条件で液体クロマトグラフィーにより試験を行い，試料溶液の内標準物質のピーク面積に対する D－マンニトール及びキシリトールのピーク面積の比 Q_{Ta} 及び Q_{Tb} 並びに標準溶液の内標準物質のピーク面積に対する D－マンニトール及びキシリトールのピーク面積の比 Q_{Sa} 及び Q_{Sb} を求める．

$$\text{D－マンニトールの量 (mg)} = M_{Sa} \times \frac{Q_{Ta}}{Q_{Sa}}$$

$$\text{キシリトールの量 (mg)} = M_{Sb} \times \frac{Q_{Tb}}{Q_{Sb}}$$

M_{Sa}：D－マンニトール（日局）の秤取量（mg）

M_{Sb}：キシリトール（日局）の秤取量（mg）

内標準溶液　エリスリトール溶液（1 → 200）

操作条件

　検出器：示差屈折計

　カラム：内径 4.6 mm，長さ 25 cm のステンレス管にポリアミンを化学結合した 5 μm の液
　　体クロマトグラフィー用シリカゲルを充塡したもの．

　カラム温度：35℃ 付近の一定温度

　移動相：エタノール (99.5)／酢酸エチル／アセトニトリル／水混液（6：6：5：3）

　流量：D－マンニトールの保持時間が約 10 分になるように調整する．

システム適合性

　システムの性能：標準溶液 15 μL につき，上記の条件で操作するとき，内標準物質，キシリ
　　トール，D－マンニトールの順に溶出し，それぞれのピークの分離度は 1.5 以上である．

　システムの再現性：標準溶液 15 μL につき，上記の条件で試験を 6 回繰り返すとき，内標準
　　物質のピーク面積に対するキシリトール及び D－マンニトールのピーク面積の比の相対
　　標準偏差は各々 2.0 % 以下である．

（2）　メタケイ酸アルミン酸マグネシウム　本品約 5 g を粉砕し，その約 2 g（メタケイ酸アルミン酸マグネシウムとして 0.14 g 相当量）を精密に量り，希塩酸 30 mL を加え，水浴上で 15 分間加熱する．更に 15 分間振り混ぜた後，ガラスろ過器（G4）を用いてろ過し，ろ液をとり，残留物を熱湯 60 mL で洗い，ろ液と合わせ，水を加えて正確に 100 mL とし，試料溶液とする．この試料溶液 20 mL を正確に量り，0.02 mol/L エチレンジアミン四酢酸二水素二ナトリウム液 20 mL を正確に加え，pH 4.8 の酢酸・酢酸アンモニウム緩衝液 8 mL 及び水 20 mL を加える．更にアンモニア水 (28) で pH 4 に調整した後，5 分間煮沸し，冷後，エタノール (95) 50 mL を加え，0.02 mol/L 酢酸亜鉛液で滴定する（指示薬：ジチゾン試液 2 mL）．ただし，滴定の終点は液の淡暗緑色が淡赤色に変わるときとする．同様の方法で空試験を行う．

　　0.02 mol/L エチレンジアミン四酢酸二水素二ナトリウム液 1 mL = 1.020 mg　Al_2O_3

　得られた酸化アルミニウム（Al_2O_3）の量からメタケイ酸アルミン酸マグネシウムの量を求める．

$$\text{メタケイ酸アルミン酸マグネシウムの量 (mg)} = \text{酸化アルミニウムの量 (mg)} \times \frac{5}{0.323}$$

5：希釈倍率

$$0.323：\frac{メタケイ酸アルミン酸マグネシウム中の Al_2O_3 理論含量\ 32.3\ (\%)}{100}$$

(3) クロスポビドン　本品約 5 g を粉砕し，その約 0.25 g（クロスポビドンとして 20 mg 相当量）を精密に量り，窒素定量法により試験を行う．

得られた窒素（N）の量からクロスポビドンの量を求める．

$$クロスポビドンの量\ (mg) = \frac{窒素の量\ (mg)}{0.119}$$

$$0.119：\frac{クロスポビドン中の窒素理論含量\ 11.9\ (\%)}{100}$$

(4) 結晶セルロース　本品約 5 g を粉砕し，その約 0.5 g（結晶セルロースとして 75 mg 相当量）を精密に量り，希塩酸 30 mL を加え，15 分間振り混ぜた後，遠心分離し，上澄液を除く．残留物に水 30 mL を加え，15 分間振り混ぜた後，遠心分離し，上澄液を除く．更に水 30 mL で同様に操作して上澄液を除く．残留物に銅アンモニア試液約 15 mL を加え，15 分間振り混ぜた後，遠心分離し，上澄液をとり，残留物を銅アンモニア試液を 15 mL ずつで 2 回抽出し，同様に操作して先の上澄液に合わせ，アンモニア水 (28) を加えて正確に 50 mL とする．この液 10 mL を正確にとり，$\frac{1}{6}$ mol/L 二クロム酸カリウム液 10 mL を正確に加える．冷水中で硫酸 30 mL を徐々に加えた後，約 80℃ の水浴中で 30 分間加熱し，冷後，水を加えて正確に 100 mL とする．この液 5 mL を正確に量り，水 40 mL を加えて，0.02 mol/L 硫酸アンモウム鉄（Ⅱ）液で滴定する（電位差滴定法，白金電極）．銅アンモニア試液 10 mL を正確に量り，同様の方法で空試験を行う．

0.02 mol/L 硫酸アンモニウム鉄(Ⅱ)液 1 mL ＝ 0.1351 mg　結晶セルロース

貯法　容器　気密容器．

投与経路　経口投与．

■医薬品添加物各条の部Ｄ－マンニトール・キシリトール・結晶セルロース・クロスポピドン・メタケイ酸アルミン酸マグネシウム混合物の条の次に次の一条を加える．

109902　Ｄ－マンニトール・低置換度ヒドロキシプロピルセルロース・ポリビニルアルコール（完全けん化物）造粒物

D-Mannitol, Low Substituted Hydroxypropylcellulose and Fully Hydrolyzed Polyvinyl Alcohol Granules

　本品は，Ｄ－マンニトール（日局），低置換度ヒドロキシプロピルセルロース（日局）及びポリビニルアルコール（完全けん化物）（薬添規）を水に加えて懸濁液とし，Ｄ－マンニトール（日局）に噴霧し造粒したものである．

　本品は定量するとき，Ｄ－マンニトール（$C_6H_{14}O_6$：182.17）90.0〜95.0％，低置換度ヒドロキシプロピルセルロース 5.0〜7.0％及びポリビニルアルコール（完全けん化物）0.1〜0.3％を含む．

性状　本品は白色〜帯黄白色の造粒した粉末である．

確認試験

（1）　本品につき，赤外吸収スペクトル測定法の臭化カリウム錠剤法により試験を行うとき，波数 3400 cm^{-1}，3290 cm^{-1}，1420 cm^{-1}，1280 cm^{-1}，1080 cm^{-1} 及び 1020 cm^{-1} 付近に吸収を認める．

（2）　定量法（2）低置換度ヒドロキシプロピルセルロースのフィルター上の残留物を乾燥し，赤外吸収スペクトル測定法の臭化カリウム錠剤法により試験を行い，乾燥品のスペクトルと低置換度ヒドロキシプロピルセルロースの参照スペクトルを比較するとき，両者のスペクトルは同一波数のところに同様の強度の吸収を認める．

（3）　定量法（1）Ｄ－マンニトールの試料溶液 5 mL にヨウ素試液 1 滴を加えて混和し，次にホウ酸溶液（1→25）5 mL を加えるとき，液は青色を呈する．

乾燥減量　1.5％以下（1 g，105℃，2 時間）

定量法

（1）　Ｄ－マンニトール　本品（別途乾燥減量を測定しておく）約 5 g を精密に量り，水約 50 mL を加え，約 90℃ の水浴中で 10 分間振り混ぜながら加熱する．冷後，100 mL のメスフラスコに移し，水を加えて正確に 100 mL とする．この液を孔径 0.45 μm 以下のメンブランフィルターでろ過し，ろ液を試料溶液とする．別に，Ｄ－マンニトール標準品（別途「Ｄ－マンニトール」と同様の条件で乾燥減量を測定しておく）約 0.5 g を精密に量り，水に溶かし，正確に 10 mL とし，標準溶液とする．試料溶液及び標準溶液 20 μL ずつを正確にとり，次の条件で液体クロマトグラフィーにより試験を行い，それぞれの液のＤ－マンニトールのピーク面積 A_T 及び A_S を測定する．

$$Ｄ－マンニトール（C_6H_{14}O_6）含有量（\%）＝ \frac{M_S}{M_T} \times \frac{A_T}{A_S} \times 1000$$

M_S：乾燥物に換算したD－マンニトール標準品の秤取量（g）

M_T：乾燥物に換算した本品の秤取量（g）

試験条件

検出器：一定温度に維持した示差屈折計（例えば40℃）

カラム：内径7.8mm, 長さ30cmのステンレス管にジビニルベンゼンで架橋させたポリスチレンにスルホン酸基を結合した9μmの液体クロマトグラフィー用強酸性イオン交換樹脂（架橋度：8％）（Ca型）を充填する．

カラム温度：85±2℃

移動相：水

流量：毎分0.5mL（D－マンニトールの保持時間約20分）

システム適合性

システムの性能：D－マンニトール0.25g及びD－ソルビトール0.25gを水に溶かし，10mLとし，システム適合性試験用溶液（1）とする．マルチトール0.5g及びイソマルト0.5gを水に溶かし，100mLとする．この液2mLに水を加えて10mLとし，システム適合性試験用溶液（2）とする．システム適合性試験用溶液（1）及びシステム適合性試験用溶液（2）それぞれ20μLにつき，上記の条件で操作するとき，イソマルト（1番目のピーク），マルチトール，イソマルト（2番目のピーク），D－マンニトール，D－ソルビトールの順に溶出し，D－マンニトールに対するイソマルト（1番目のピーク），マルチトール，イソマルト（2番目のピーク）及びD－ソルビトールの相対保持時間は，約0.6，約0.69，約0.73及び約1.2であり，また，D－マンニトールとD－ソルビトールの分離度は2.0以上である．マルチトールとイソマルトの2番目のピークは重なることがある．

システムの再現性：標準溶液20μLにつき，上記の条件で試験を6回繰り返すとき，D－マンニトールのピーク面積の相対標準偏差は1.0％以下である．

（2）低置換度ヒドロキシプロピルセルロース 本品（別途乾燥減量を測定しておく）約10gを精密に量り，水約150mLを加え，マグネチックスターラー又は振とう器を用いて室温で30分間かき混ぜ，分散液を調製する．はかり瓶とフィルター（47mmφ, 20μm）を105±2℃で30分間乾燥後にデシケーターに移し室温になるまで放置した後，質量を精密に量る．次に，フィルターをフィルターろ過器へ取り付け，分散液を吸引ろ過し，残留物を水約20mLずつで3回洗い込んだ後，フィルター上の残留物を水約10mLずつで3回洗浄する．残留物をフィルターと共にはかり瓶へ移し，105±2℃で2時間乾燥後，デシケーター中で放冷し，質量を精密に量る．

$$低置換度ヒドロキシプロピルセルロース含有量（\%）= \frac{M_A - M_B}{M_C} \times 100$$

M_A：乾燥後のはかり瓶，フィルター及び残留物の合計の質量（g）

M_B：はかり瓶とフィルターの合計の質量（g）

M_C：乾燥物に換算した本品の秤取量（g）

（3）ポリビニルアルコール（完全けん化物） 定量法（1）D－マンニトールの試料溶液10mLを正確に量り，遮光した100mLのメスフラスコに加え，ヨウ素試液6mLを正確に加え，30秒間混和する．続いてホウ酸溶液（1→25）30mLを正確に加え，30秒間混和した後，水を加え

て正確に 100 mL とし，試料溶液とする．

　別に，ポリビニルアルコール（完全けん化物）[1]（別途 1 g，105℃，3 時間にて乾燥減量を測定しておく）約 100 mg を精密に量り，水約 50 mL を加え沸騰水浴中で時々振り混ぜながら溶解する．冷後，100 mL のメスフラスコに移し，水を加えて正確に 100 mL とする．この液 5 mL を正確に量り，水を加えて正確に 50 mL とし，標準原液とする．

　標準原液 10 mL を正確に量り，試料溶液と同様に操作し，標準溶液とする．試料溶液及び標準溶液につき，20± 1 ℃で 90 分間静置した後，ろ過し，ろ液を検液とする．試料溶液及び標準溶液より得られた検液につき，水を用いて同様に操作して得た空試験液を対照とし，紫外可視吸光度測定法により試験を行い，波長 690 nm における吸光度 A_T 及び A_S を測定する．

$$ポリビニルアルコール（完全けん化物）含有量（\%） = \frac{A_T}{A_S} \times \frac{M_S}{M_A} \times 10$$

　　M_S：乾燥物に換算したポリビニルアルコール（完全けん化物）の秤取量（g）

　　M_A：乾燥物に換算した本品の秤取量（g）

　標準物質　[1] ポリビニルアルコール（完全けん化物）

　医薬品添加物規格ポリビニルアルコール（完全けん化物）に適合するもののほか，次の規格に適合するもの．

　　粘度

　　　本品を乾燥（105℃，3 時間）し，その 4.000 g をとり，水 95 mL を加え，30 分間放置した後，冷却器を付け，水浴上で 2 時間かき混ぜながら加熱して溶かす．冷後，水を加えて 100.0 g とし，混和する．静置して泡を除き，20±0.1℃で粘度測定法第 1 法によって試験を行うとき，粘度は 10～100 mm²/s である．

貯法　容器　気密容器．

投与経路　経口投与．

■医薬品添加物各条の部ミリスチン酸オクチルドデシルの条を次のように改める.

100124　**ミリスチン酸オクチルドデシル**

2-Octyldodecyl Myristate

　　本品は主として2-オクチルドデカノールのミリスチン酸エステル（$C_{34}H_{68}O_2$：508.90）からなる.

性状　本品は無色澄明な油液で，においはない.

　　本品はジエチルエーテルと混和し，エタノール(95)に極めて溶けにくく，水にほとんど溶けない.

確認試験　本品につき，赤外吸収スペクトル測定法の液膜法により測定するとき，波数2920 cm^{-1}，2850 cm^{-1}，1738 cm^{-1}，1464 cm^{-1}及び1168 cm^{-1}付近に吸収を認める.

屈折率　n_D^{20}：1.453～1.457

比重　d_{20}^{20}：0.850～0.860

曇り点　10℃ 以下.

酸価　7.0 以下.

エステル価　90～111

ヨウ素価　7.0 以下.

純度試験

（1）　重金属　本品1.0 g をとり，第2法により操作し，試験を行う.比較液には鉛標準液2.0 mL を加える（20 ppm 以下）.

（2）　ヒ素　本品1.0 g をとり，第3法により検液を調製し，試験を行う（2 ppm 以下）.

強熱残分　0.10％以下（1 g）.

貯法　容器　気密容器.

投与経路　経口投与，一般外用剤.

■医薬品添加物各条の部メチルビニルエーテル・無水マレイン酸共重合体の条を次のように改める.

122109　メチルビニルエーテル・無水マレイン酸共重合体

Methyl Vinyl Ether and Maleic Anhydride Copolymer

　　本品はメチルビニルエーテルと無水マレイン酸との共重合体である.

性状　本品は白色のかさ高い粉末で，においはない.

　　本品は水又はエタノール(95)に溶けやすく，ジエチルエーテルにほとんど溶けない.

確認試験　本品を乾燥し，赤外吸収スペクトル測定法の臭化カリウム錠剤法により測定するとき，波数 2940 cm^{-1}，1860 cm^{-1}，1780 cm^{-1}，1224 cm^{-1}，1094 cm^{-1} 及び 926 cm^{-1} 付近に吸収を認める.

純度試験　重金属　本品 2.0 g をとり，第 2 法により操作し，試験を行う. 比較液には鉛標準液 2.0 mL を加える（10 ppm 以下）.

乾燥減量　8.0 % 以下（1 g，105℃，3 時間）.

強熱残分　0.10 % 以下（1 g）.

比粘度　本品 1.000 g を正確に量り，100 mL のメスフラスコに入れ，2－ブタノン約 60 mL を加え，60 分間振り混ぜた後，25℃ で 2－ブタノンを加えて 100 mL とし，試料溶液とする. 試料溶液及び 2－ブタノンにつき，25℃ で粘度試験法第 1 法により試験を行い，次式により比粘度（η_{sp}）を求める. ただし，ウベローデ型粘度計の概略の定数（K）は 0.005 のものを用いる.

$$\eta_{sp} = \frac{\text{試料溶液の流下所要時間（秒）}}{\text{2－ブタノン流下所要時間（秒）}} - 1$$

　　本品の比粘度（η_{sp}）は 0.1～3.5 である.

貯法　容器　気密容器.

投与経路　一般外用剤.

■医薬品添加物各条の部ヤシ油脂肪酸ジエタノールアミドの条を次のように改める.

101533　　　　# ヤシ油脂肪酸ジエタノールアミド

Coconut Fatty Acid Diethanolamide

本品はヤシ油又はパーム核油由来の脂肪酸と当量のジエタノールアミンを縮合して得られるアルキロールアミドである.

性状　本品は淡黄色〜黄褐色の液で, 僅かに特異なにおいがある.

本品はエタノール(95)又はジエチルエーテルに溶けやすく, 水にやや溶けにくい.

確認試験

（1）　本品0.05gに酸化カルシウム0.1gを混ぜ合わせて, 小試験管に入れ, 静かに加熱するとき, 発生するガスは, 潤した赤色リトマス紙を青変する.

（2）　本品1gを塩化ヒドロキシルアンモニウム・チモールフタレイン試液2mLに溶かし, 水酸化カリウムのメタノール溶液（2→25）を液が青色を呈するまで滴加した後, 更に水酸化カリウムのメタノール溶液（2→25）0.5mLを加え, 水浴上で30秒間加熱する. 冷後, 塩酸のメタノール溶液（1→5）を液の青色が消えるまで滴加し, 更に塩化鉄（Ⅲ）試液2滴及び塩酸のメタノール溶液（1→5）1mLを加えるとき, 液は紫色〜赤紫色を呈する.

pH　本品1.0gをエタノール(95)10mLに溶かし,新たに煮沸して冷却した水を加えて100mLとした液のpHは9.0〜10.7である.

純度試験

（1）　脂肪酸の融点　本品3.0gに薄めた塩酸（3→5）60mLを加え, 還流冷却器を付け, しばしば揺り動かしながら3時間煮沸する. 冷後, ジエチルエーテル100mLずつで2回抽出する. ジエチルエーテル抽出液を合わせ, 水50mLずつで洗液がメチルオレンジ試液5滴によって赤色を呈しなくなるまで洗う. これを乾燥した容器に移し, 無水硫酸ナトリウム5gを加えてよく振り混ぜ, 30分間放置した後, ろ過し, ろ液を水浴上で加熱してジエチルエーテルを留去する. 残留物を70℃で30分間乾燥した後, 融点を測定するとき, 23〜35℃（第2法）である.

（2）　遊離アミン価　本品約5gを精密に量り, エタノール(95)50mLに溶かし, 0.5mol/L塩酸で滴定する(指示薬：ブロムフェノールブルー試液1mL). 同様の方法で空試験を行い, 補正する. ただし滴定の終点は液が緑色を呈するときとする. 次式により遊離アミン価を求めるとき, その値は40以下である.

$$遊離アミン価 = \frac{0.5\,mol/L\ 塩酸の消費量（mL）}{試料の量（g）} \times 28.053$$

（3）　重金属　本品1.0gをとり, 第2法により操作し, 試験を行う. 比較液には鉛標準液2.0mLを加える（20ppm以下）.

強熱残分　0.5％以下（1g）.

貯法　容器　気密容器.

投与経路　一般外用剤.

■医薬品添加物各条の部ラウリルリン酸ナトリウム・モノステアリン酸グリセリン混合物の条を次のように改める.

120056　ラウリルリン酸ナトリウム・モノステアリン酸グリセリン混合物

Sodium Lauryl Phosphate and Glyceryl Monostearate Mixture

　　本品はラウリルリン酸ナトリウムとモノステアリン酸グリセリンの混合物である.

性状　本品は白色又は微黄色のろう状の固体で，ろうようのにおいがある.

　　本品はジエチルエーテルに溶けやすく，トルエンにやや溶けにくく，水又はエタノール（95）にほとんど溶けない.

　　融点：55〜65℃（第2法）

確認試験　本品の分散液（1→500）5 mL にメチレンブルー試液5 mL 及びクロロホルム1 mL を加えて振り混ぜるとき，クロロホルム層は青色を呈する.

酸価　5〜15　本品約1 g を精密に量り，トルエン40 mL に加温して溶かし，エタノール（99.5）10 mL を加え，以下酸価の試験を行う.

けん化価　134〜148

水酸基価　200〜230

純度試験　重金属　本品1.0 g をとり，第2法により操作し，試験を行う．比較液には鉛標準液2.0 mL を加える（20 ppm 以下）.

貯法　容器　密閉容器.

投与経路　一般外用剤.

■医薬品添加物各条の部ラウリン酸ヘキシルの条を次のように改める.

108822　　　　　　　　**ラウリン酸ヘキシル**

Hexyl Laurate

　　本品は主としてヘキシルアルコールのラウリン酸エステル（$C_{18}H_{36}O_2$：284.48）からなる.

性状　本品は微黄色澄明な液で，においはない.

　　本品はエタノール(95)又はジエチルエーテルに溶けやすく，水にほとんど溶けない.

確認試験　本品につき，赤外吸収スペクトル測定法の液膜法により試験を行うとき，波数 2920 cm^{-1}，2860 cm^{-1}，1738 cm^{-1}，1464 cm^{-1}及び 1168 cm^{-1}付近に吸収を認める.

屈折率　n_D^{20}：1.438～1.441

比重　d_{20}^{20}：0.850～0.870

曇り点　0 ℃ 以下.

酸価　0.5 以下.

エステル価　190～210

水酸基価　5 以下（10 g）.

ヨウ素価　2.0 以下.

純度試験　重金属　本品 1.0 g をとり，第 2 法により操作し，試験を行う.比較液には鉛標準液 2.0 mL を加える（20 ppm 以下）.

貯法　容器　気密容器.

投与経路　一般外用剤.

英 名 索 引

医薬品添加物規格　2018 追補

令和2年6月1日　第1刷発行

　　　　　　　　　発　行　　株式会社薬事日報社
　　　　　　　　　　　　　（URL http://www.yakuji.co.jp）

　　　本社〒101-8648 東京都千代田区神田和泉町1番地
　　　　　　　電話 03-3862-2141　Fax 03-3866-8408
　　　支社〒541-0045 大阪府大阪市中央区道修町2-1-10
　　　　　　　電話 06-6203-4191　Fax 06-6233-3681

ISBN978-4-8408-1530-7　　　　　　　印刷　昭和情報プロセス㈱